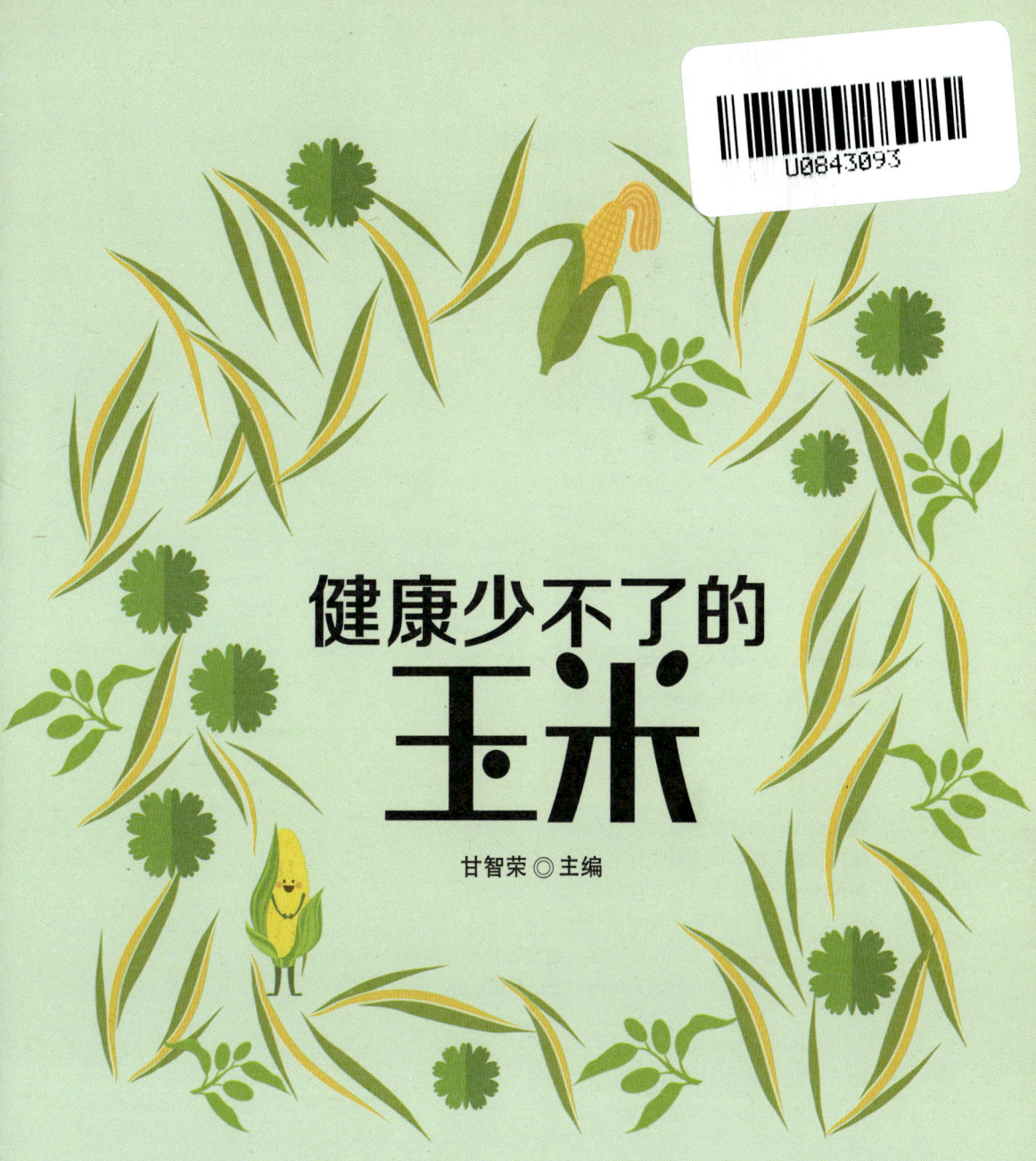

健康少不了的
玉米

甘智荣 ◎ 主编

黑龙江出版集团
黑龙江科学技术出版社

图书在版编目（CIP）数据

健康少不了的玉米 / 甘智荣主编. -- 哈尔滨：黑龙江科学技术出版社，2016.11
ISBN 978-7-5388-9024-2

Ⅰ. ①健… Ⅱ. ①甘… Ⅲ. ①玉米－食品营养－基本知识 Ⅳ. ①R151.3

中国版本图书馆CIP数据核字(2016)第233356号

健康少不了的玉米
JIANKANG SHAOBULIAO DE YUMI

主　　编	甘智荣
责任编辑	马远洋
摄影摄像	深圳市金版文化发展股份有限公司
策划编辑	深圳市金版文化发展股份有限公司
封面设计	深圳市金版文化发展股份有限公司
出　　版	黑龙江科学技术出版社
	地址：哈尔滨市南岗区建设街41号　邮编：150001
	电话：（0451）53642106　传真：（0451）53642143
	网址：www.lkcbs.cn　www.lkpub.cn
发　　行	全国新华书店
印　　刷	深圳市雅佳图印刷有限公司
开　　本	723 mm×1020 mm　1/16
印　　张	8
字　　数	120千字
版　　次	2016年11月第1版
印　　次	2016年11月第1次印刷
书　　号	ISBN 978-7-5388-9024-2
定　　价	32.80元

【版权所有，请勿翻印、转载】

Contents 目录

Part 1
玉米饮食养生小常识

认识神奇的玉米 …………………… 002
人人都称赞的营养玉米 …………… 004
了解玉米衍生品 …………………… 006
玉米的挑选与保存 ………………… 007
玉米食用有方 ……………………… 008
有关玉米的小偏方与生活妙招 …… 009
烹煮玉米小心机 …………………… 010

Part 2
百搭的玉米小菜，让你元气满满

增强免疫力·青菜沙拉 …………… 012
降脂降压·玉米豌豆沙拉 ………… 013
降低血脂·甜玉米西红柿沙拉 …… 015
健胃润肠·扁豆玉米沙拉 ………… 016
健胃消食·萝卜玉米沙拉 ………… 017
降低胆固醇·柠檬盅玉米沙拉 …… 019
预防心血管疾病·玉米燕麦沙拉 … 020
补充蛋白质·鹌鹑蛋玉米沙拉 …… 021
保护肠胃·玉米青豆沙拉 ………… 023
促进新陈代谢·玉米鸡肉沙拉 …… 025

促进食欲·玉米芥蓝拌巴旦木仁 … 026
明目养眼·金沙玉米 ……………… 027
清利湿热·黄油玉米粒 …………… 028
补充维生素E·奶油玉米 ………… 029
延年益寿·彩椒山药炒玉米 ……… 031
保护视力·日式蔬菜锅 …………… 033
防癌抗癌·炒红薯玉米粒 ………… 034
清热利湿·苦瓜玉米粒 …………… 035
补充维生素C·什锦蔬菜 ………… 037
促进钙的吸收·玉米煮豆腐 ……… 038
祛病强身·松仁玉米 ……………… 039
补充钙质·玉米烧排骨 …………… 041
提高免疫力·苦瓜玉米蛋盅 ……… 042
补脾暖胃·玉米年糕炒牛肉 ……… 043
促进血液循环·莴笋玉米鸭丁 …… 045
健胃消食·玉米洋葱煎蛋烧 ……… 046
增强记忆力·满堂彩蒸鲈鱼 ……… 047
健脑益智·江南鱼末 ……………… 048
补虚强身·福寿玉米虾球 ………… 049
补充蛋白质·青豆玉米炒虾仁 …… 051
预防"三高"·玉米扒红蟹 ……… 052

Part 3
低脂少糖主食点心，身体无负担

促进新陈代谢·彩虹炒饭 ………… 054

降糖降脂·胡萝卜玉米炒饭……055
润燥利水·松子玉米炒饭……056
开胃消食·香甜玉米蛋炒饭……057
补肾滋阴·玉米胡萝卜粥……058
瘦身排毒·玉米南瓜大麦粥……059
降脂开胃·豆腐菠菜玉米粥……061
瘦身排毒·蔬菜玉米麦片粥……062
降脂瘦身·香菇玉米粥……063
增强骨骼发育·玉米包……064
促进消化·玉米洋葱煎包……065
减肥强体·玉米肉末拌面……066
利水消肿·红豆玉米粽子……067
健脾益胃·微波炉爆米花……069
清热解毒·椒盐烤玉米……070
健脾益胃·玉米发糕……071
健脾益胃·金银年糕……073
帮助胃肠蠕动·奶香玉米饼……074
清热解毒·玉米苦瓜煎蛋饼……075
润肠通便·迷你玉米饼……076
促进消化·玉米青豆薄饼……077
和中养胃·印度咖喱酱&玉米薄饼·079
增进食欲·辣椒玉米薄饼……081
开胃消食·香肠蘑菇玉米饼……083
生津益血·玉米火腿沙拉包……084
养心益肾·玉米蛋糕杯……085
降低胆固醇·玉米杏仁蛋糕……087
补充钙质·金枪鱼沙拉堡……089
宽肠通便·土豆泥培根吐司……091
延缓衰老·玉米三明治……092
清香提神·桂花玉米冻……093
促进血液循环·玉米菠萝布丁……095
补充能量·玉米香蕉布丁……097
增强记忆力·玉米冰激凌……098

Part 4
纯天然玉米汤饮，为美丽加分

减肥瘦身·玉米冬瓜汤……101
降血脂·玉米油菜汤……103
延缓衰老·双菇玉米菠菜汤……104
清热解毒·腐竹玉米马蹄汤……105
清凉消暑·玉米鱼尾猪骨汤……107
抗衰老·排骨玉米汤……108
降糖降脂·玉米胡萝卜鸡肉汤……109
瘦身减肥·玉米煲老鸭……111
抗衰老·奶油玉米浓汤……113
美容养颜·即席玉米浓汤……114
美白润肤·玉米奶露……115
延缓衰老·山药玉米马蹄露……116
美容养颜·鲜奶玉米汁……117
消炎抗菌·玉米炼奶椰子油汁……119
清肠排毒·玉米酸奶杯……121
补血养颜·玉米红豆豆浆……122
减轻皱纹·玉米小米豆浆……123
降低血糖·玉米须决明菊花茶……124

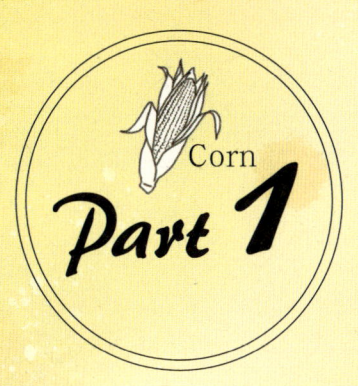

玉米饮食养生小常识

玉米鲜嫩香甜,是很多人都喜欢的食物,
并且富含多种营养成分,
可以说是美味与营养两不误的食材。
如何最大程度上享受到玉米带给我们的健康滋味,
吃出美味,更吃出健康,
是一件需要好好了解的事儿。

认识神奇的玉米

作为全球三大粮食作物之一，现在，玉米扮演的角色早已不仅仅是口粮了，脱去了绿色外衣的玉米已经上升为我们日常生活中的保健食材。那么，你了解玉米的起源吗？知道玉米的品种吗？下面一起来认识一下玉米。

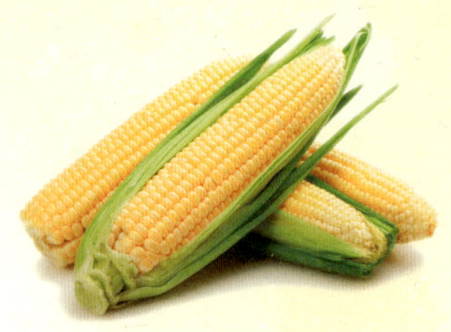

玉米小档案
YUMI

玉米为禾本科植物玉蜀黍的种子，又称苞米、苞谷、大棒子、老玉米棒子、玉蜀、玉溜，是全世界公认的"黄金作物"，曾被宋徽宗皇亲尝过，得了"御麦"的美称。

我们一般认为，玉米原产美洲。秘鲁在印第安语中就有"玉米之仓"的说法。而根据作物传播史学者的研究，玉米大概于明朝时期传入了中国。但是，玉米在引入中国之后的很长一段时间内，只是在浙江等沿海地区种植。

由于玉米具有显著抗旱耐寒能力，从18世纪起，我国玉米栽培开始有了较快的发展，玉米很快便成了平原地区广为栽培的大田作物。

如今，由南美印第安人培育出来的玉米，经过长期自然人工种植，已成为品质优良，具有丰富营养价值的世界性高产栽培植物。

别名： 苞米、苞谷、大棒子、老玉米棒子、玉蜀、玉溜

主要营养成分： 含蛋白质、糖类、钙、磷、胡萝卜素、维生素E等

性味归经： 性平，味甘、淡，归脾、胃经

食用量： 每次约100克

盛产期： 8～10月

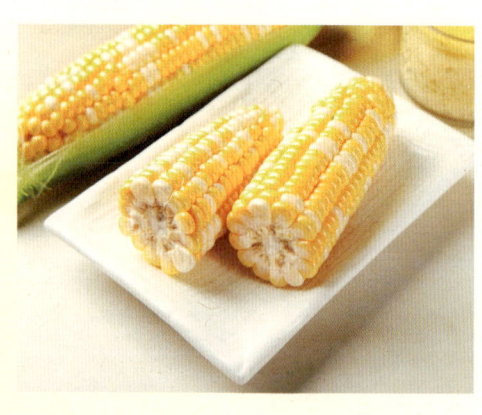

餐桌上的玉米家族

具有悠久历史的玉米至今还是人们的"宠物",而且在餐桌上也是万众瞩目的佼佼者。玉米品种繁多,制作出的佳肴也是多种多样,其香甜的味道让人回味无穷。

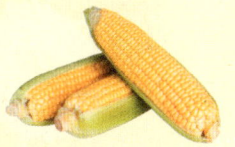

糯玉米

穗椎型,口感好,种皮薄,有特殊的芳香味,糯性强,商品性佳。营养丰富,开发利用价值高,被人们称为"黄金作物"。

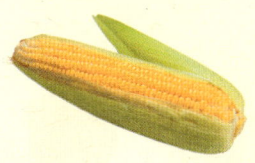

甜玉米

又称蔬菜玉米,是欧美、韩国和日本等发达国家的主要蔬菜之一。甜玉米在中国也有栽培。子粒淡黄或乳白色,胚较大。子实柔嫩,富含水溶性多糖、维生素A原等。

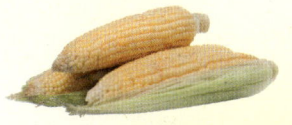

水果玉米

水果玉米是最适合生吃的一种超甜玉米,与一般的玉米相比,它的主要特点是青棒阶段皮薄、汁多、质脆而甜,可直接生吃,特别甜、特别脆,像水果一样,因此被称为"水果玉米"。

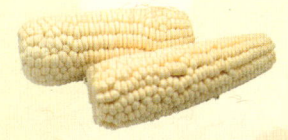

嫩白玉

"嫩白玉"是从美国进口的纯白色高甜度水果玉米品种,白色颗粒,洁白美观,口感脆嫩,皮薄香醇,含糖量高。单穗重390克左右,穗粒纯白色,大颗粒。

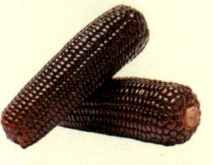

黑玉米

黑玉米有广义和狭义之分,广义黑玉米,又称紫玉米,指籽粒颜色为乌、紫、蓝和黑色的玉米之总称,而狭义黑玉米专指颜色为黑色的玉米。黑玉米作为玉米中的一朵"黑牡丹",以其丰富的营养成分和良好的保健功效,近年来尤其受到人们的关注和青睐。

金脆王

金脆王生食熟食皆宜,栗粒黄白相混。薄皮无渣,粒脆嫩香甜,籽粒色泽亮丽,具有经典箭叶,果穗美观,堪称双色超甜玉米的杰出代表。

人人都称赞的营养玉米

提起玉米,相信大家都不会陌生。玉米是我们生活中常见的食材,特别是由于健康饮食生活潮流的兴起,玉米更是受到众多人的喜爱。究其原因,就是因为玉米中含有大量的营养保健物质。下面一起来了解一下玉米的营养成分与作用吧!

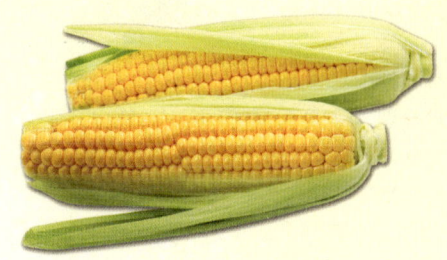

玉米营养成分表
(每 100 克含量)

热量(千焦)439.3
糖类(克)23.0
脂肪(克)1.3
蛋白质(克)4.0
纤维素(克)2.9
维生素 C(毫克)16.1
维生素 E(毫克)0.5
硫胺素(毫克)0.2
维生素 B_2(毫克)0.1
烟酸(毫克)1.8
镁(毫克)32.0
钙(毫克)300
铁(毫克)1.2
铜(毫克)0.1
钾(毫克)238.0
硒(微克)1.6

玉米的八大营养功效

1. 健脾益胃

黄色食物可以健脾益胃,玉米作为粗粮中的保健佳品,对脾胃有较好的调养作用。从中医的角度来说,玉米味甘、性平,归胃、膀胱经,有健脾益胃、利水渗湿作用。脾胃虚弱的人可以适量食用。

2. 美容护肤

鲜玉米中含有丰富的维生素 E,不仅可以调节神经,增强新陈代谢,还能让皮下组织丰润有弹性。并且,玉米中丰富的植物纤维,会促进肠道排毒。所以,若是常食用玉米来补维生素 E,女性皮肤就会富有弹性和光泽。

3. 补钙

据分析，每 100 克玉米中含有近 300 毫克的钙，这样的钙含量几乎与乳制品中的钙含量差不多。而丰富的钙可以为中老年人补充身体流失的钙质，预防骨质疏松；还可以为儿童补钙，促进骨骼发育。

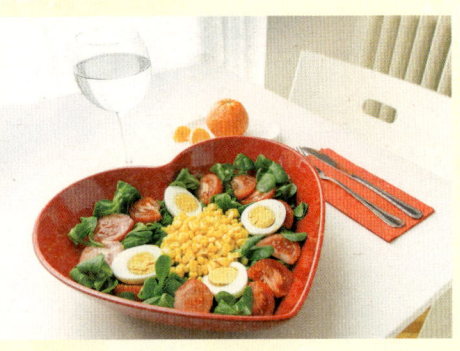

6. 防止便秘

玉米含有丰富的纤维素，它不但能够刺激胃肠蠕动，防止便秘，还能够促进胆固醇的代谢，加速肠内毒素的排出，对防治便秘、肠炎有重要的意义。

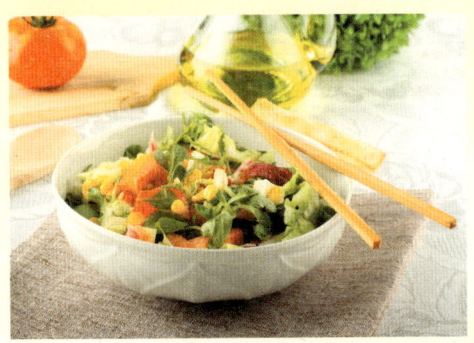

4. 预防心血管疾病

玉米中的不饱和脂肪酸，尤其是亚油酸的含量高达 60%。而亚油酸和玉米胚芽中的维生素 E 协作，可防止胆固醇沉积在血管上，降低血液中胆固醇的含量，从而减少动脉硬化的发生，可预防心脑血管病。

7. 防癌抗癌

玉米中含有较为丰富的谷胱甘肽。谷胱甘肽是抗癌因子，它能与其他一些物质结合，使之失去致癌性。玉米中所含的胡萝卜素被人体吸收后能转化为维生素 A，也具有一定的防癌作用。

5. 保护眼睛

玉米中含有丰富的叶黄素和玉米黄质，它们是一种强大的抗氧化剂，能够保护眼睛中的感光区域，预防白内障和老年性黄斑变性的发生。但是需要注意的是，只有黄色的玉米中才有叶黄素和玉米黄质。

8. 抗衰老

含有 7 种"抗衰剂"的玉米还是抗衰老的好帮手。这 7 种抗衰剂分别是钙、谷胱甘肽、维生素 A 原、镁、硒、维生素 E 和脂肪酸。其中，维生素 E 有促进细胞分裂、延缓衰老、防止皮肤病变的作用。

了解玉米衍生品

玉米作为一种保健食材,不仅可以直接烹饪入菜,还可以制成诸如玉米粉、玉米油这样的产品,同样营养美味。

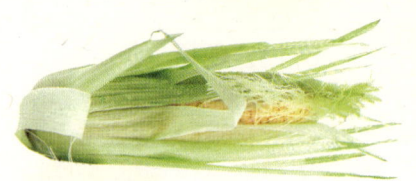

玉米须

在中药中,玉米须又称"龙须"。玉米须味甘、淡,性平,归肾、肝、胆经,具有利尿消肿、平肝利胆的作用。我们常常说的龙须茶就是由玉米须制成,它经济实惠,还有开胃的作用,可以作为全家的保健茶。

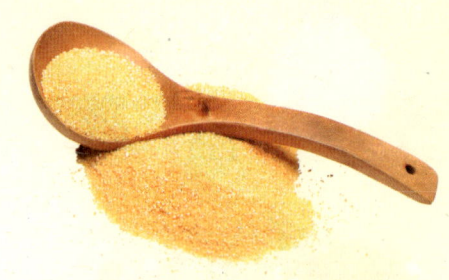

玉米粉

玉米粉又叫玉米面,是由玉米磨制而成,按颜色区分有黄玉米面和白玉米面两种。玉米面含有丰富的营养素,如维生素、亚油酸、卵磷脂、谷物醇等。其主要功效有降血脂、降血压,美容养颜,延缓衰老,抗动脉硬化。玉米可以制作面点,如玉米饼、窝窝头、发糕等。

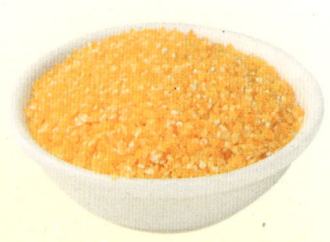

玉米糁

玉米糁又称"苞米糁",是玉米成熟后,上磨粉碎成颗粒,大颗粒为"大糁子",小颗粒如沙粒大小,叫作"小糁子"。可以用来煮干饭、熬粥等。

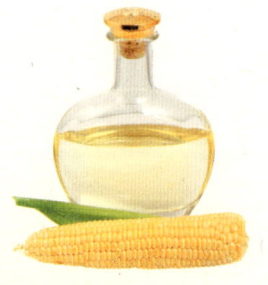

玉米油

玉米油又叫粟米油,从玉米胚芽中提炼而出,一般色泽金黄透明。玉米油富含不饱和脂肪酸,且不含胆固醇,有一定的抗癌作用,深受人们欢迎,享有"健康油""放心油""长寿油"等美称。由玉米油烹制的菜肴既能保持菜品原有的色香味,又不损失营养价值。

玉米的挑选与保存

玉米的美味可口是很多人都知道的，但是如何挑选玉米却很令人苦恼。甜味玉米与软糯玉米到底有什么区别？买回来的鲜玉米粒粒饱满，金黄有光泽，如何留住这种新鲜的原味呢？下面一一揭晓。

甜玉米 vs 糯玉米，挑选有绝招

甜玉米最大的特点就是含糖分较其他品种的玉米要高，所以在口感上格外地香甜。而糯玉米的糖含量要低很多，但是糯玉米中的维生素以及蛋白质都是其他玉米的几倍甚至十几倍。有的人喜欢吃糯玉米，有的人喜欢吃甜玉米，糯玉米和甜玉米除了含糖量不同外，还可以通过以下方法进行挑选。

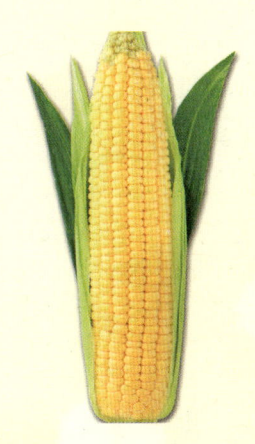

STEP 1 一看

一般甜玉米呈明黄色，有光泽；如果是白色和黄色相混杂，黄色颗粒多于白色颗粒，玉米的口感就偏向于甜玉米。而糯玉米一般呈淡黄色，如果是白色和黄色相混杂，白色颗粒较多，那么口感就偏向于糯玉米。

STEP 2 二摸

同样都是黄色的玉米，真正的甜玉米，颗粒整齐，表面光滑，摸起来较为平整，而表面摸起来凹凸不平的就不是那么甜。质量好的糯玉米摸起来较为平整，光滑。

鲜玉米的保存

嫩玉米含的水分多，吃起来口感好，但是保存不当的玉米就很快会失去水分。那么，玉米买多了如何保存呢？其实，适合家用的玉米储存方法有两种：

1 冰箱冷藏法： 保存生玉米时需将外皮及须去除，清洗干净后擦干，用保鲜膜包起来，再放入冰箱中冷藏即可，可保存2天。

2 冰箱冷冻法： 若是保存熟玉米，只需将煮熟的玉米装入保鲜袋中，封紧袋口，放入冰箱冷冻室，可保存一周。

玉米食用有方

玉米作为一种营养价值较高的黄金作物,也是人们减肥的替代品之一。但是吃玉米也是有讲究的,吃对了,才能最大程度上发挥它的价值。

玉米搭配宜忌

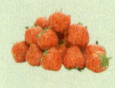
玉米 + 草莓
可防黑斑和雀斑

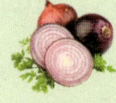
玉米 + 洋葱
生津止渴,降血压

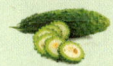
玉米 + 苦瓜
清热解暑

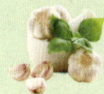
玉米 + 大蒜
养心健胃,食疗养生

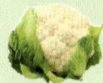
玉米 + 花菜
健脾益胃,助消化

玉米 + 鸡蛋
降低胆固醇

玉米 + 田螺
易引起身体不适

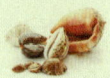
玉米 + 海螺
易引起身体不适

玉米的食用宜忌人群

适合人群:一般人均可食用,尤适宜便秘、高血压、动脉硬化患者。
忌食人群:腹胀、尿失禁患者忌食。

玉米食用注意

玉米粒的胚尖不要浪费。吃玉米时应该要吃掉玉米粒的胚尖。这是因为玉米的胚尖集中了许多营养,比如不饱和脂肪酸,它的含量高达85%;比如丰富的维生素E等,这些对身体都非常有益。

发霉的玉米要丢弃。已经发霉变质的玉米会产生一种黄曲霉毒素。而黄曲霉毒素是由一系列霉菌代谢产生的致癌物,会损害人体的肝脏组织。

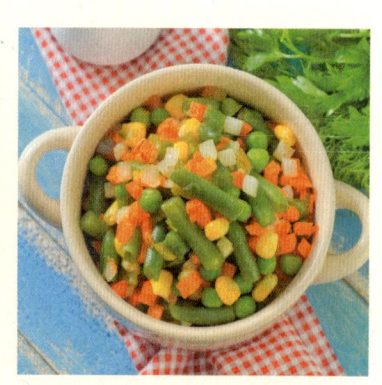

有关玉米的小偏方与生活妙招

玉米除了作为一般的食材外,还有许多妙用。比如融入食疗小偏方,可赶走小小的身体不适;比如在日常生活中成为清洁去污的小帮手,可谓用处多多。

实用小偏方

降血糖。用干燥玉米须50~60克,加10倍的水,文火煎开,每天分3次口服,对糖尿病患者降低血糖十分有益,只是作用迟缓,以经常饮用为宜。

防便秘。取玉米楂100克,凉水浸泡半天,慢火炖烂,加入红薯块,共同煮熟,喝粥吃红薯,可缓解老年人习惯性便秘。

降血压。取玉米500克煮熟滤干,加入食醋1000毫升浸泡24小时,再取出玉米晾干。每日早晚各嚼服20~30粒,有明显降血压作用。

生活妙招

保持食物原味。在咸鱼、咸肉上撒一些玉米粉,可保持其味道不变。

去除牛肠异味。先用清水把牛肠表面污垢、黏膜洗一下放入盆中,加入食盐100克,玉米粉100克,食醋30毫升,搓洗15分钟后冲洗两遍。锅中烧开水放入洗好的牛肠余水,捞出用清水冲洗一下就可以煮了。经过上述加工后牛肠就干净无异味了。

去除猪肚异味。将猪肚翻过来,在脏的一面撒上些玉米粉和面粉,等10分钟左右,再用手轻轻揉搓,并用清水清洗,这样就可以将沾在上面的脏物全部除掉。

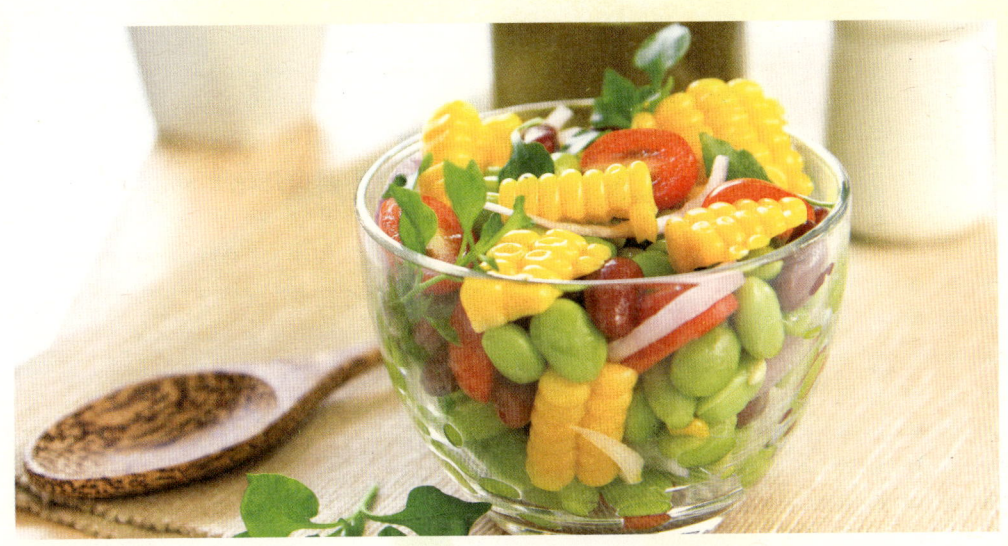

烹煮玉米小心机

烹饪玉米最简单、最直接的方式应该就是煮玉米了。相信很多人都会说，煮玉米没什么难度，洗净后丢入锅中即可。其实，简单的煮玉米中也蕴含了很多奥秘，了解它们，你才能吃对玉米，吃好玉米。

煮前浸泡

煮玉米不是从一开始就大火煮到熟那么简单。其实，在煮玉米之前最好先浸泡20~30分钟，然后再开大火煮至玉米熟透。这样煮好的玉米不仅吃起来清香、有嚼劲，而且能最大程度保留玉米中的维生素。

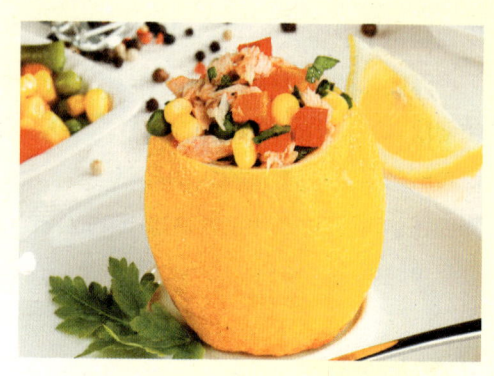

带叶煮

煮玉米的时候可以留下几片叶子，因为带着叶子煮，不仅可以让玉米保留独特的谷物清香，更易煮熟，而且玉米叶中含有多糖，可以预防癌症。另外，吃了玉米后，可喝点煮玉米的水，许多玉米的营养成分都融入了水中。

玉米加碱煮

煮玉米的时候，最好先加1克左右的小苏打。因为玉米中的烟酸不易被人体吸收，而碱则可以分解玉米中的烟酸，使烟酸更好地为人体吸收，起到防治皮肤病的作用。

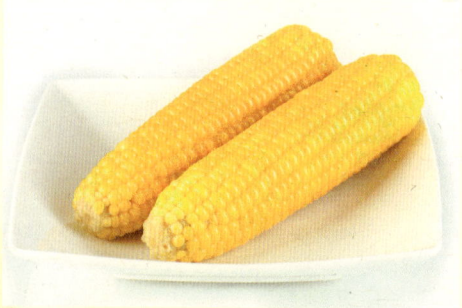

不要煮开花

煮玉米不要把玉米煮开花。煮开花的玉米不仅口感不够鲜嫩，而且损坏了玉米本身的维生素。一般而言，等水煮开后，甜玉米和老玉米都需要再煮7~8分钟，而黏玉米要煮得久一些，12分钟就可以了。

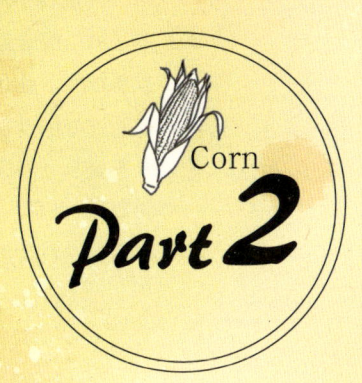

百搭的玉米小菜，
让你元气满满

新鲜脆嫩的玉米，
变成餐桌上的缤纷小菜，
既简单可口，又能补充能量，
构成了健康营养又美味的每一天，
让你元气满满享受每一天。

增强免疫力·青菜沙拉

【原料】
- 玉米粒……………150克
- 奶酪………………适量
- 番杏、紫生菜………各适量
- 西红柿、鹰嘴豆……各少许
- 包菜、芝麻菜………各100克

【调料】
- 盐…………………2克
- 橄榄油……………15毫升
- 柠檬汁……………10毫升
- 芥末………………适量
- 胡椒碎、白糖………各适量

【做法】
1. 包菜、芝麻菜、番杏、紫生菜均择洗干净；西红柿洗净切块；奶酪切块。
2. 玉米粒、鹰嘴豆均洗净，放入沸水锅中，煮至断生，捞出。
3. 将处理好的食材一同装入碗中。
4. 取小碟，加入橄榄油、柠檬汁、芥末、胡椒碎、白糖、盐，调成料汁。
5. 将调好的料汁淋在沙拉上即可。

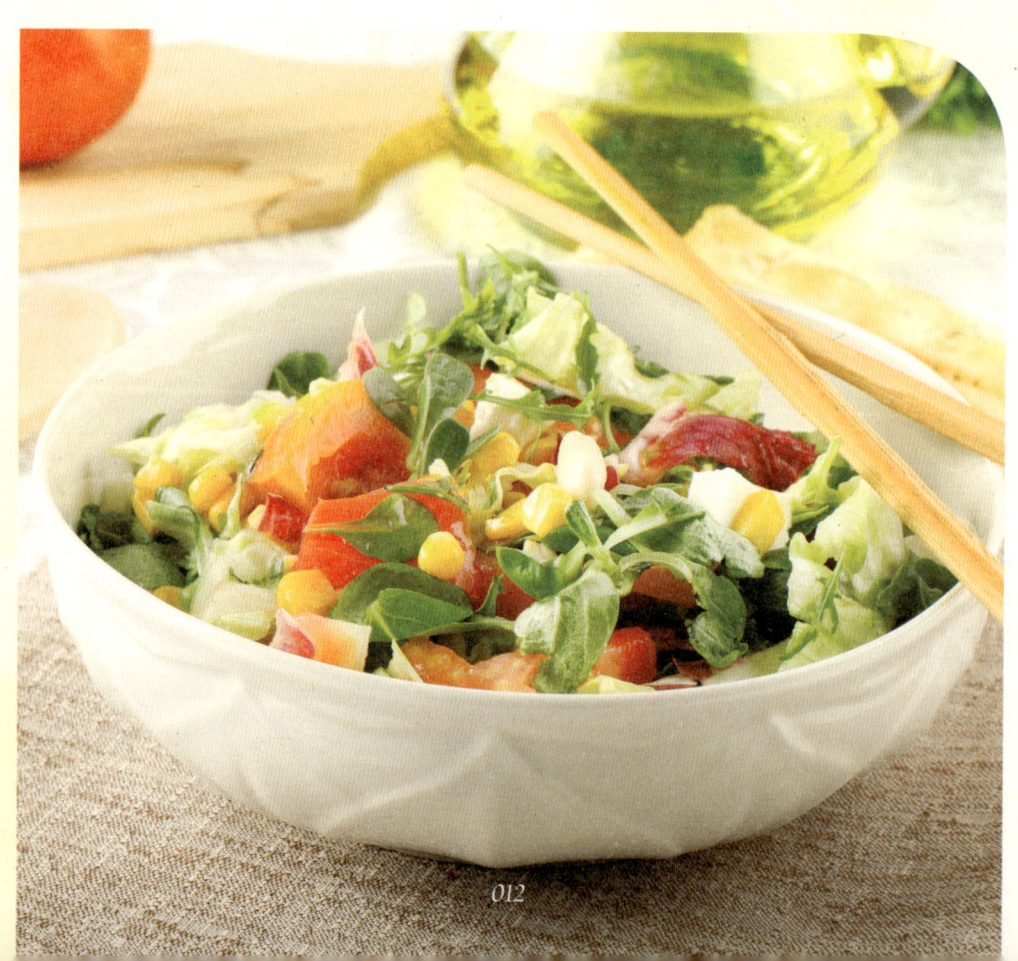

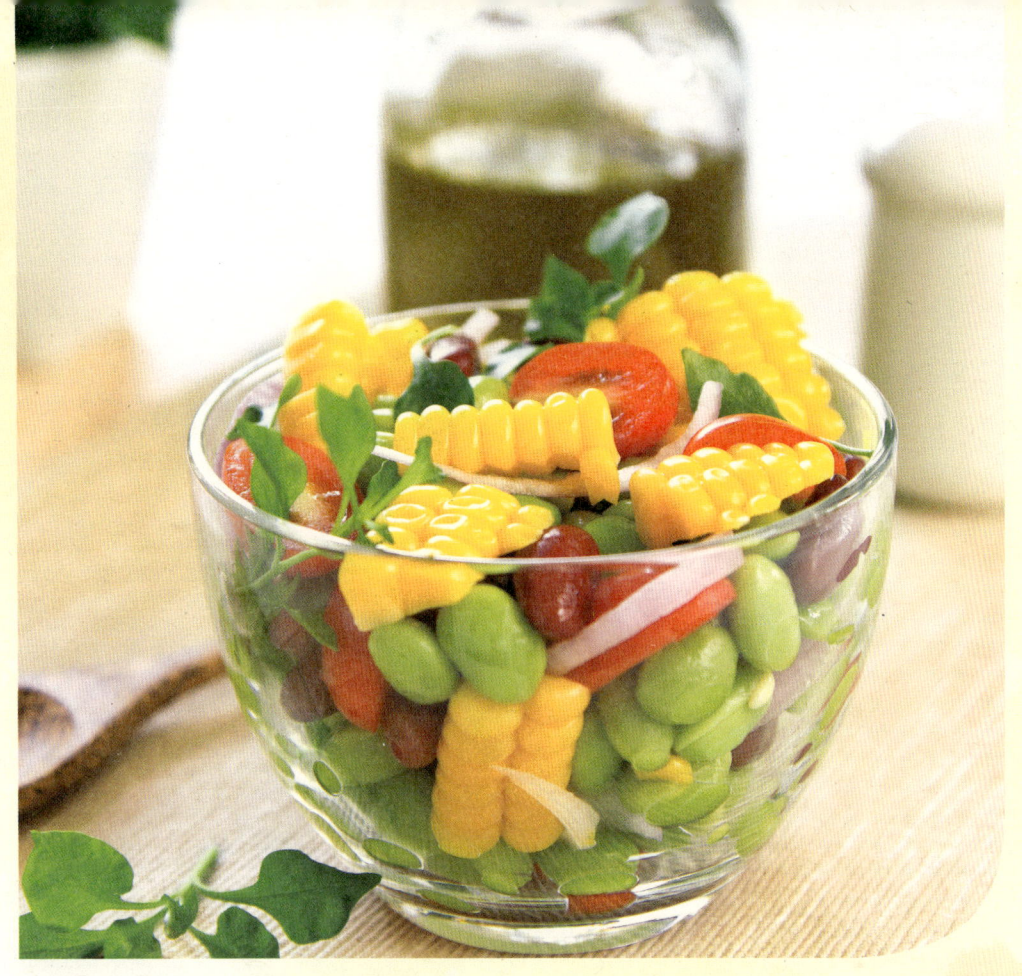

降脂降压·玉米豌豆沙拉

【原料】

- 玉米棒⋯⋯⋯⋯⋯⋯⋯⋯80克
- 西红柿⋯⋯⋯⋯⋯⋯⋯⋯50克
- 豌豆、洋葱丝⋯⋯⋯⋯各50克
- 罗勒叶、红腰豆⋯⋯⋯各少许

【调料】

- 盐⋯⋯⋯⋯⋯⋯⋯⋯⋯⋯2克
- 白糖⋯⋯⋯⋯⋯⋯⋯⋯⋯2克
- 白醋⋯⋯⋯⋯⋯⋯⋯⋯⋯适量
- 橄榄油⋯⋯⋯⋯⋯⋯⋯⋯适量

【做法】

1. 将玉米棒洗净,蒸至熟,盛出,去芯,切小块。
2. 豌豆、红腰豆均洗净,放入沸水锅中,煮至熟透,捞出,沥干水分。
3. 西红柿洗净,切半。
4. 取一小碟,加入橄榄油、盐、白糖和白醋,拌匀,调成料汁。
5. 将拌好的料汁淋在食材上,饰以罗勒叶即可。

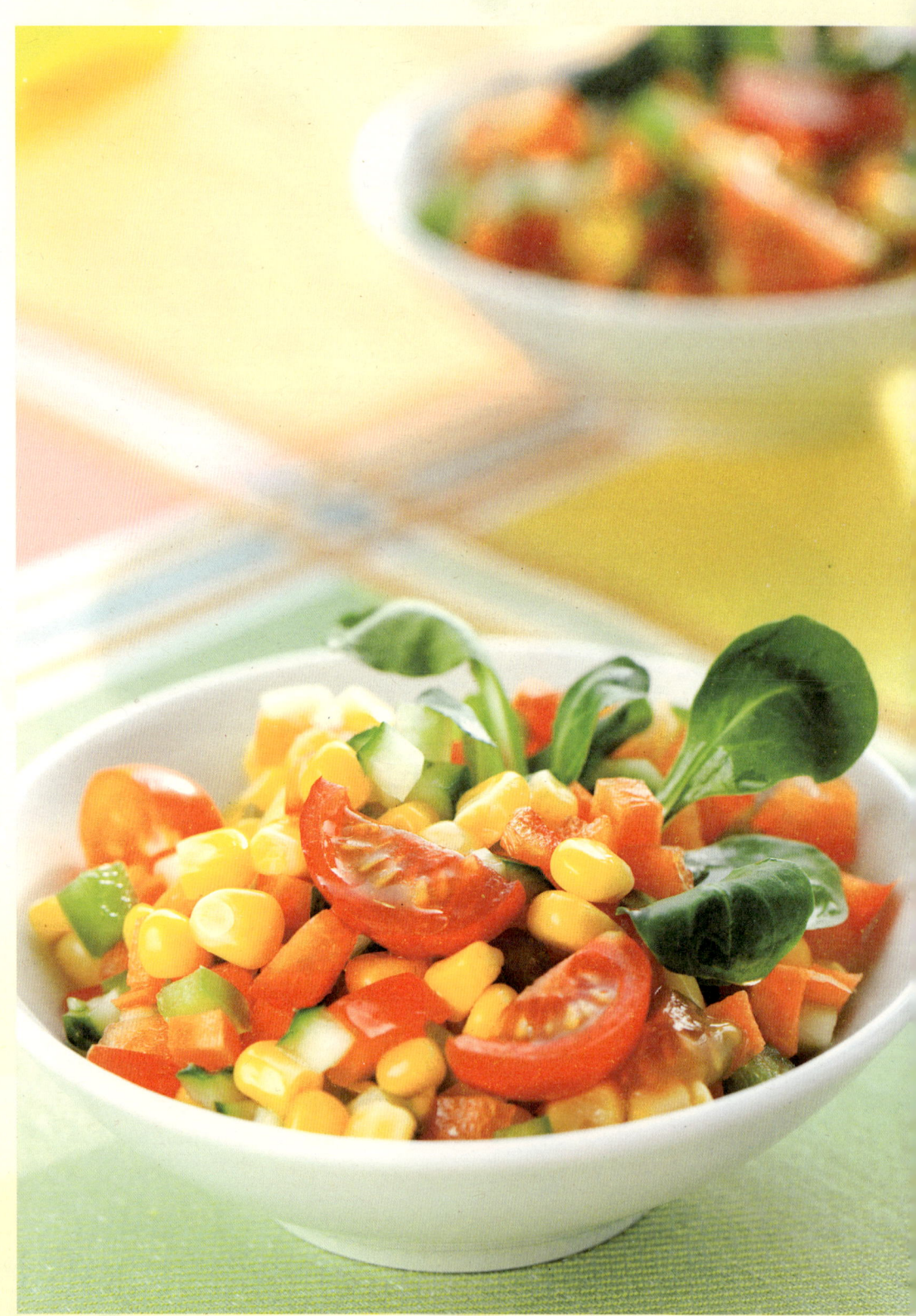

降低血脂
甜玉米西红柿沙拉

【原料】

- 甜玉米……………100克
- 西红柿……………50克
- 青椒………………20克
- 红椒………………20克
- 黄瓜………………60克
- 胡萝卜……………90克
- 小白菜叶…………适量

【调料】

- 盐…………………2克
- 柠檬汁……………5毫升
- 苹果醋……………5毫升
- 橄榄油……………适量

【做法】

1. 将甜玉米洗净，刨出玉米粒，放入锅中，注水煮熟，捞出，过一遍凉水。
2. 西红柿洗净，切瓣；黄瓜、胡萝卜洗净，切丁；青椒、红椒洗净，切丁。
3. 将以上食材装入碗中，加入适量橄榄油、柠檬汁、盐、苹果醋，拌匀。
4. 最后以小白菜叶装饰即可。

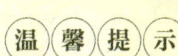

挑选富有光泽、色彩红艳的西红柿，不要购买着色不匀、花脸的西红柿。

TIPS： 玉米能降低血脂，对于高血脂、动脉硬化、心脏病患者有助益，并可延缓人体衰老，预防脑功能退化，增强记忆力。

健胃润肠·扁豆玉米沙拉

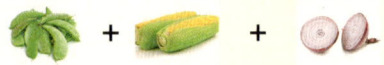

【原料】

扁豆……………………70克
玉米粒…………………60克
洋葱……………………30克

【调料】

盐………………………少许
沙拉酱…………………2克
胡椒粉…………………5克
橄榄油…………………5毫升

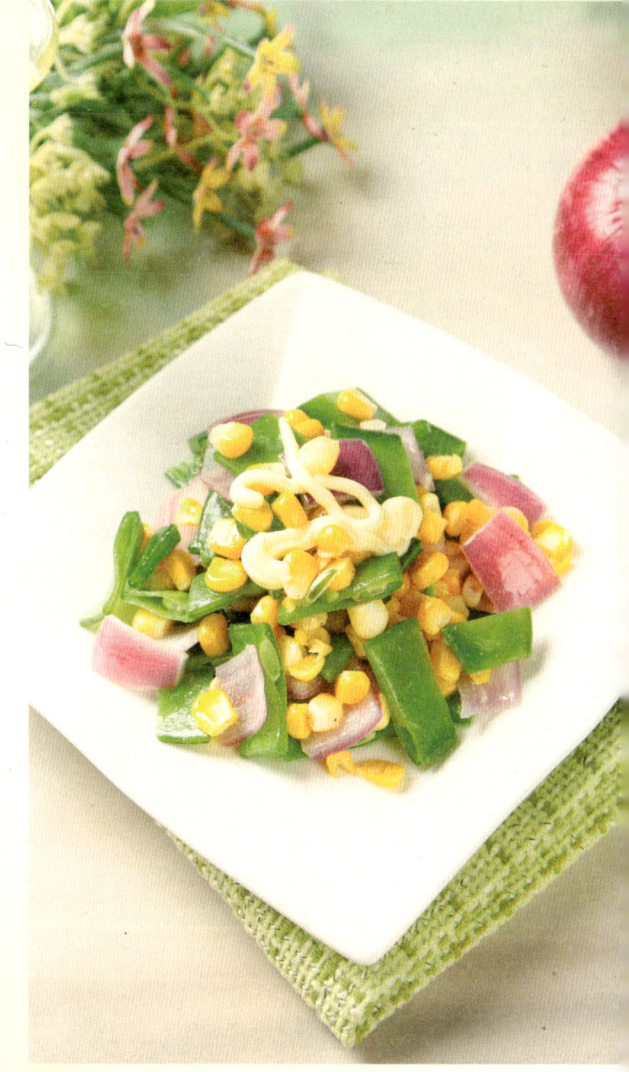

【做法】

1　处理好的洋葱切成片；洗净的扁豆切成块待用。

2　锅中注水大火烧开，倒入扁豆，焯至断生，捞出，放入凉水中放凉。

3　锅中注入适量清水，用大火烧开，倒入玉米粒、洋葱，煮片刻，将食材捞出倒入放扁豆的凉水中放凉，捞出，沥干水分，放入盐。

4　再放入少许的胡椒粉、橄榄油，拌匀，装入盘中，挤入少许沙拉酱即可。

健胃消食·萝卜玉米沙拉

【原料】
- 玉米粒……………100克
- 樱桃萝卜…………90克
- 黄瓜、葱花………各适量

【调料】
- 盐……………………2克
- 白糖…………………2克
- 橄榄油………………适量
- 柠檬汁………………适量
- 胡椒粉………………适量

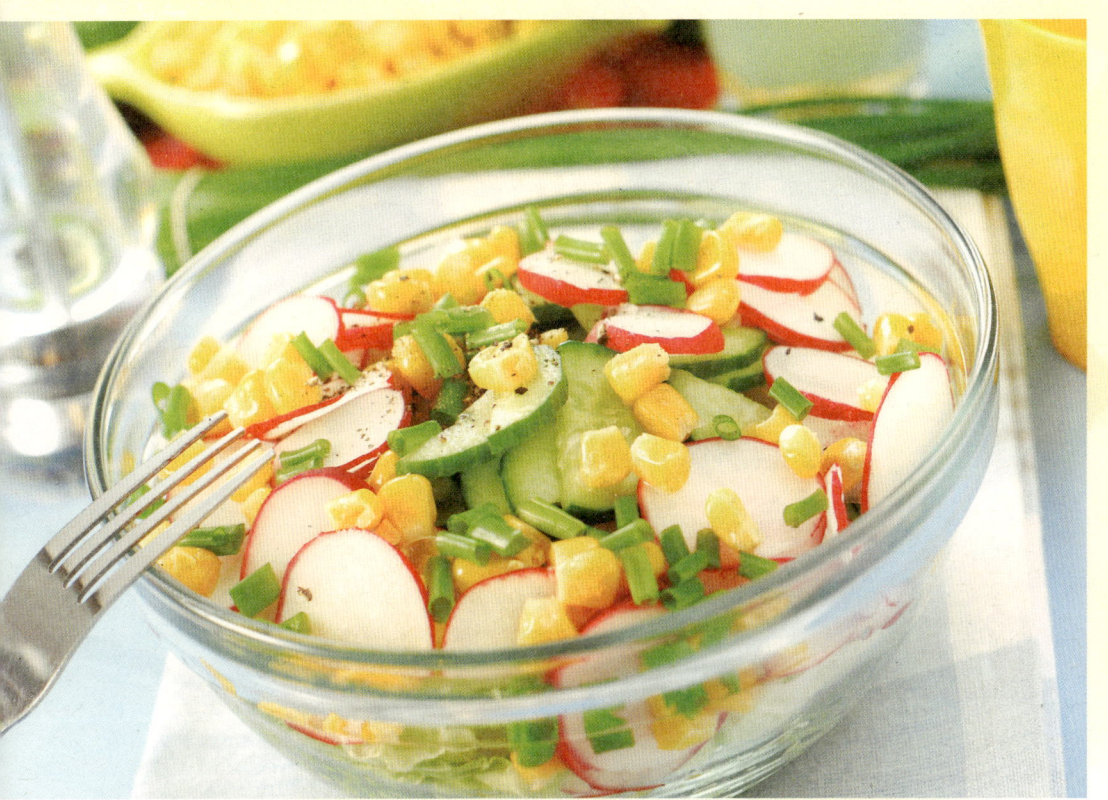

【做法】

1. 樱桃萝卜洗净,切成薄片。
2. 玉米粒洗净。
3. 锅中注水烧开,放入洗净的玉米粒,煮至玉米粒熟透,捞出,过一遍凉水。
4. 黄瓜洗净,切片。
5. 将上述食材装入玻璃碗中,加入橄榄油、柠檬汁、盐、白糖、胡椒粉,撒上葱花,拌匀即可。

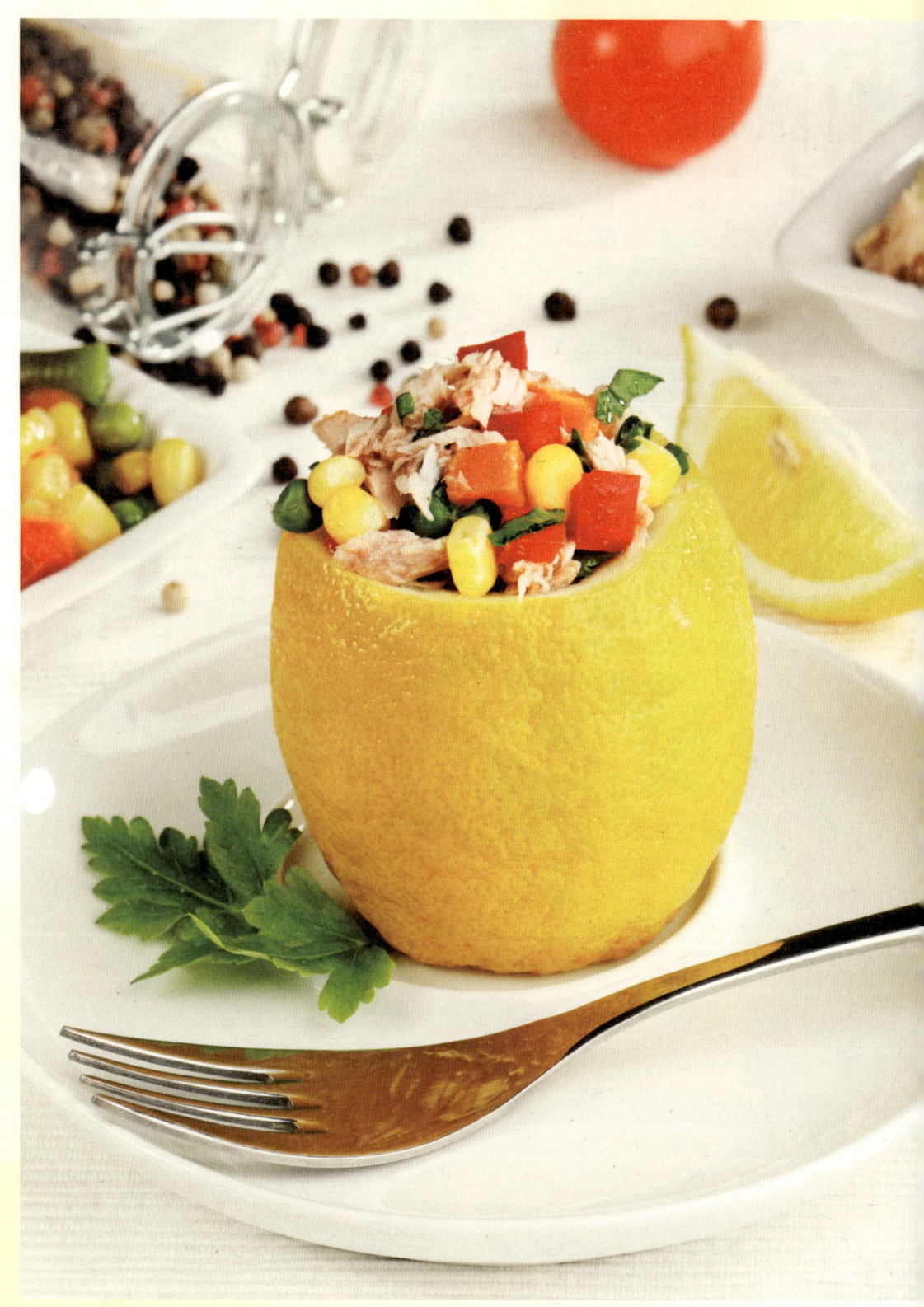

降低胆固醇
柠檬盅玉米沙拉

【原料】

柠檬·················1个
金枪鱼罐头·········1罐
玉米粒···············200克
胡萝卜、青豆·······各80克
红椒、香菜··········各少许

【调料】

盐·················少许
橄榄油·············适量

【做法】

1. 柠檬洗净,从顶上1/3处横切开,下部分挤出柠檬汁,备用;再掏出柠檬果肉,制成柠檬盅。
2. 取出金枪鱼碎;胡萝卜洗净,去皮、切丁;红椒洗净,切成丁;香菜洗净,切碎。
3. 锅中注水烧开,放入备好的玉米粒、红椒粒、青豆、盐,煮至断生捞出。
4. 碗中放入焯好的食材,倒入金枪鱼碎、香菜碎,调入橄榄油、柠檬汁拌匀,装入柠檬盅中即可。

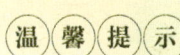

温馨提示

新鲜的胡萝卜手感较硬。手感柔软的说明放置时间过久,水分流失严重,这样的胡萝卜不建议购买。

TIPS: 玉米富含维生素,常食可促进肠胃蠕动,加速有毒物质的排泄。而以玉米榨成的玉米油富含不饱和脂肪酸,对降低血浆胆固醇和预防冠心病有一定作用。

预防心血管疾病·玉米燕麦沙拉

【原料】

- 玉米棒……………80克
- 西红柿……………50克
- 黄瓜………………30克
- 燕麦………………50克

【调料】

- 盐…………………2克
- 生抽………………5毫升
- 白醋………………5毫升
- 沙拉酱……………20克

【做法】

1. 取一锅,倒入水,放入玉米棒,煮熟,取出,玉米刨粒。
2. 西红柿洗净,切丁;黄瓜洗净,切丁。
3. 锅中放入备好的燕麦,炒至熟,捞出。
4. 取一碗,放入处理好的食材。
5. 拌入沙拉酱,再加入盐、生抽、白醋,拌匀即可。

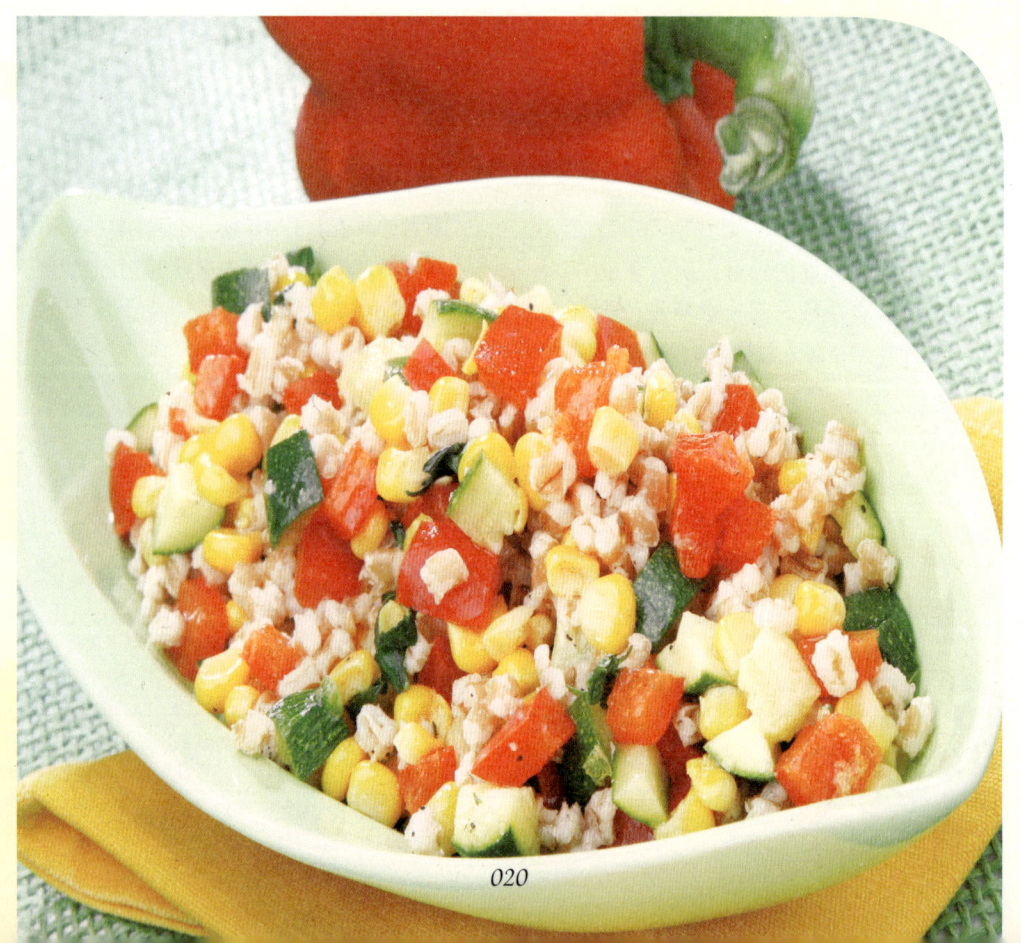

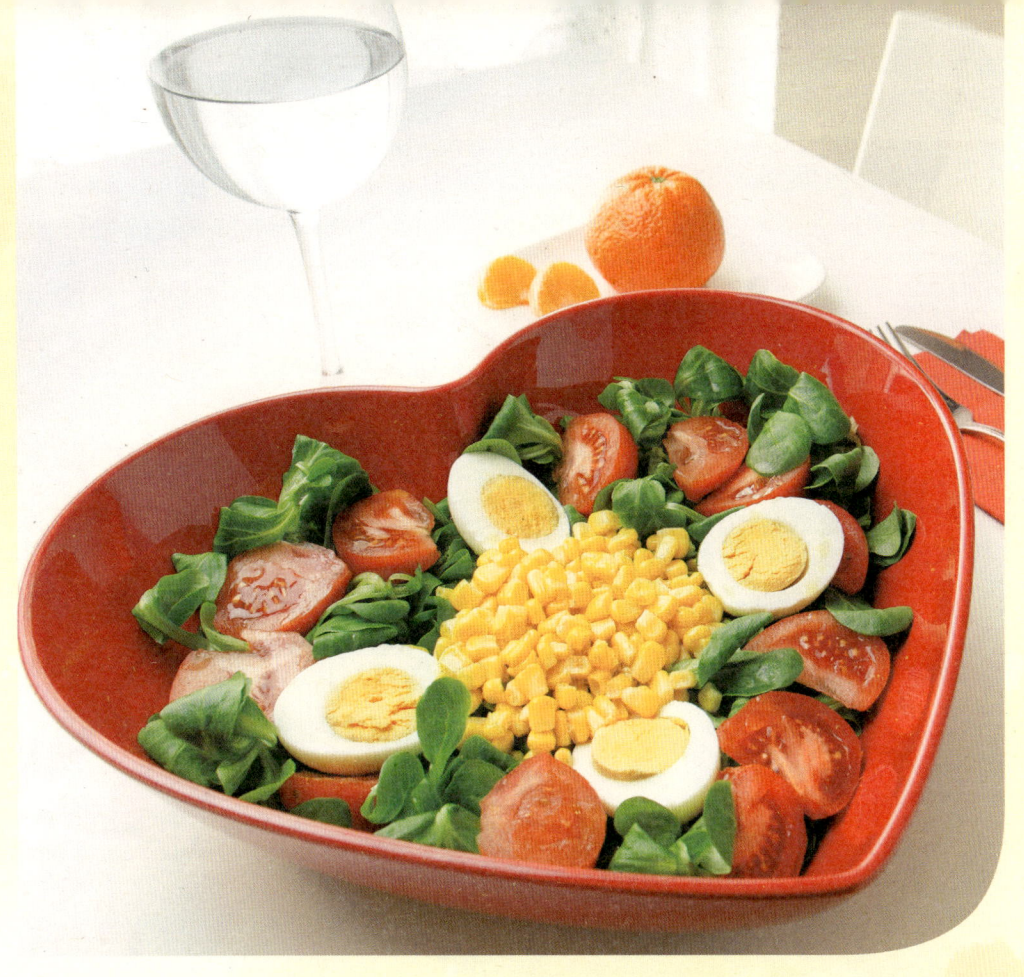

补充蛋白质·鹌鹑蛋玉米沙拉

【原料】

- 小油菜……………80克
- 圣女果……………50克
- 鹌鹑蛋……………2个
- 玉米………………80克

【调料】

- 黄油………………适量
- 盐…………………2克

【做法】

1. 小油菜择洗干净，铺入盘底；圣女果洗净，切成片，铺在盘边。
2. 锅中注入适量清水，放入鹌鹑蛋，小火煮熟，捞出。
3. 另起锅，倒入清水煮开，加入黄油、玉米，煮至玉米熟透，捞出。
4. 鹌鹑蛋去皮，对半切开，放入盘中，再将玉米粒剥下来，堆在盘中央，撒上盐即可。

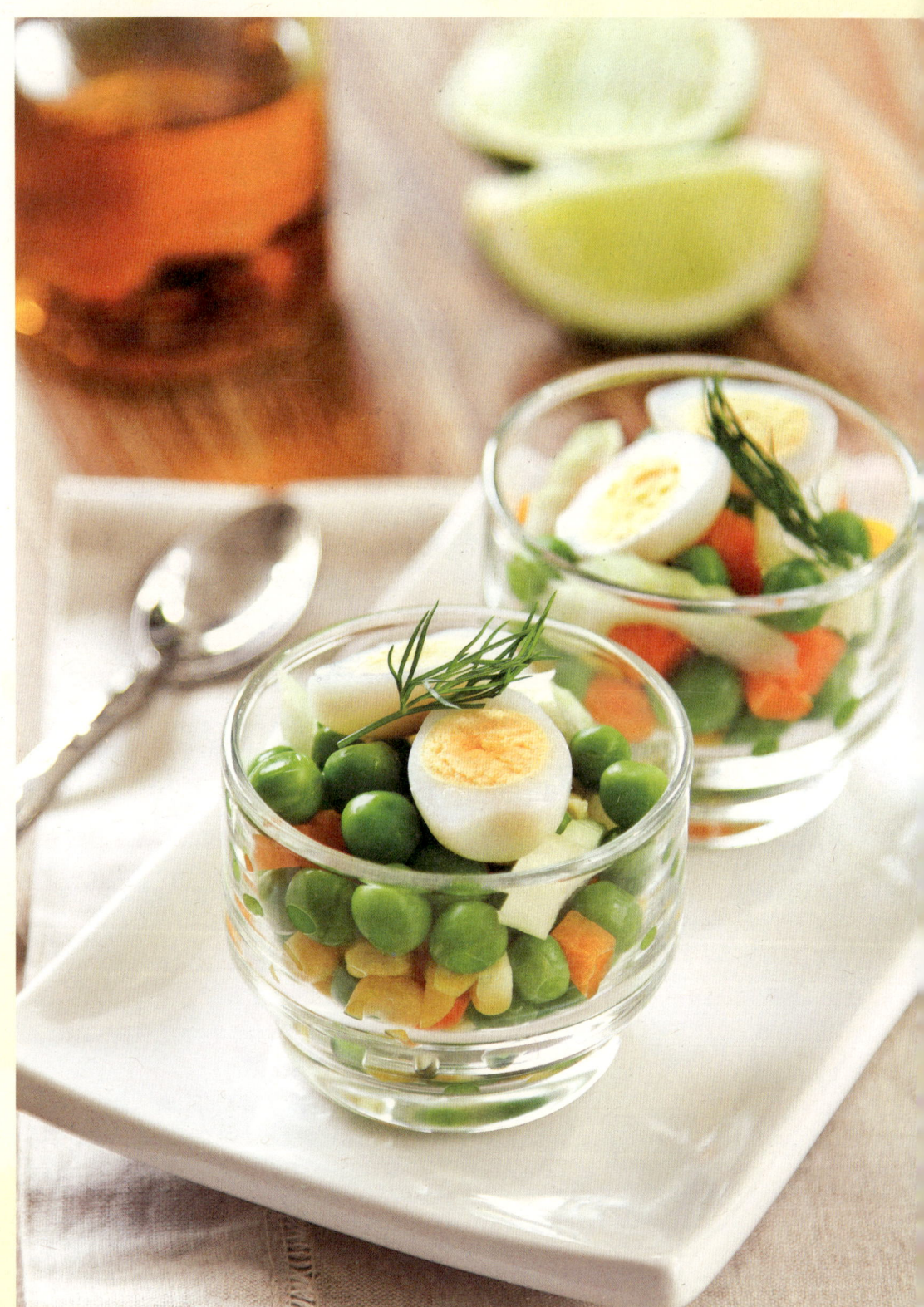

保护肠胃
玉米青豆沙拉

【原料】

玉米粒……………80克
青豆………………50克
熟鹌鹑蛋…………50克
南瓜………………50克
白萝卜……………50克
莳萝………………少许

【调料】

盐…………………2克
白醋………………适量
橄榄油……………适量

【做法】

1. 熟鹌鹑蛋，去壳，切半。
2. 青豆洗净；锅中注水烧开，放入洗好的青豆、玉米粒，煮至熟透，捞出，沥干水分。
3. 白萝卜洗净，切条，倒入沸水锅中，焯水片刻，捞出。
4. 南瓜洗净去皮，去瓤，切丁，倒入沸水锅中，焯水片刻，至南瓜熟透，捞出，沥干水分。
5. 将处理好的食材装入碗里，加入橄榄油、盐、白醋拌匀，饰以莳萝即可。

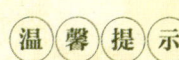

温 馨 提 示

选南瓜时，无论日本小南瓜还是本地南瓜，以表面略有白霜的南瓜又面又甜。

TIPS: 玉米中的维生素B_6、烟酸等成分，可刺激胃肠蠕动；白萝卜可以促进消化，增强食欲，二者同食有保护肠胃的作用。

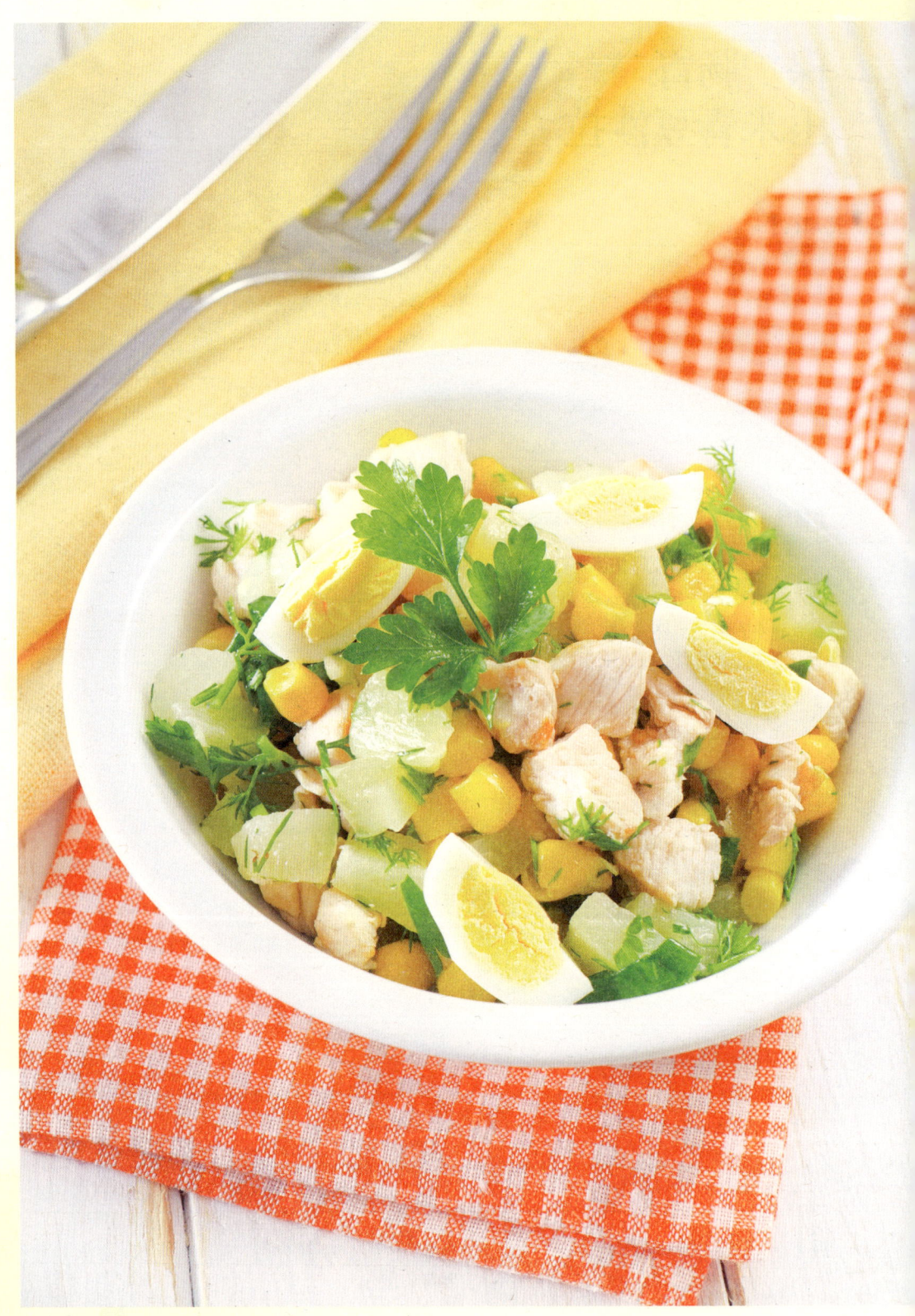

促进新陈代谢
玉米鸡肉沙拉

【原料】

玉米……………………150 克
冬瓜……………………100 克
鸡肉……………………100 克
熟鹌鹑蛋…………………2 个
香菜碎……………………少许

【调料】

盐………………………少许
白醋……………………5 毫升
鸡粉……………………适量
橄榄油…………………适量

【做法】

1. 冬瓜洗净去皮、去瓤，切成小丁块；鸡肉洗净切成小块，加少许盐腌渍，备用。
2. 熟鹌鹑蛋对切成小瓣。
3. 锅中注水烧开，放入玉米粒、盐，煮至断生捞出；再放入冬瓜块，煮至变色，捞出；再放入鸡肉块、煮熟后捞出。
4. 碗中放入煮好的食材，调入橄榄油、白醋、鸡粉，拌匀。
5. 再放入切好的鹌鹑蛋，撒上备好的香菜碎即可。

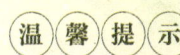

一般以瓜体重的冬瓜质量较好，瓜身较轻的，可能已变质。

TIPS: 冬瓜有利尿消水肿的功效；玉米具有刺激肠胃蠕动的作用，可以预防便秘，促进新陈代谢。

促进食欲·玉米芥蓝拌巴旦木仁

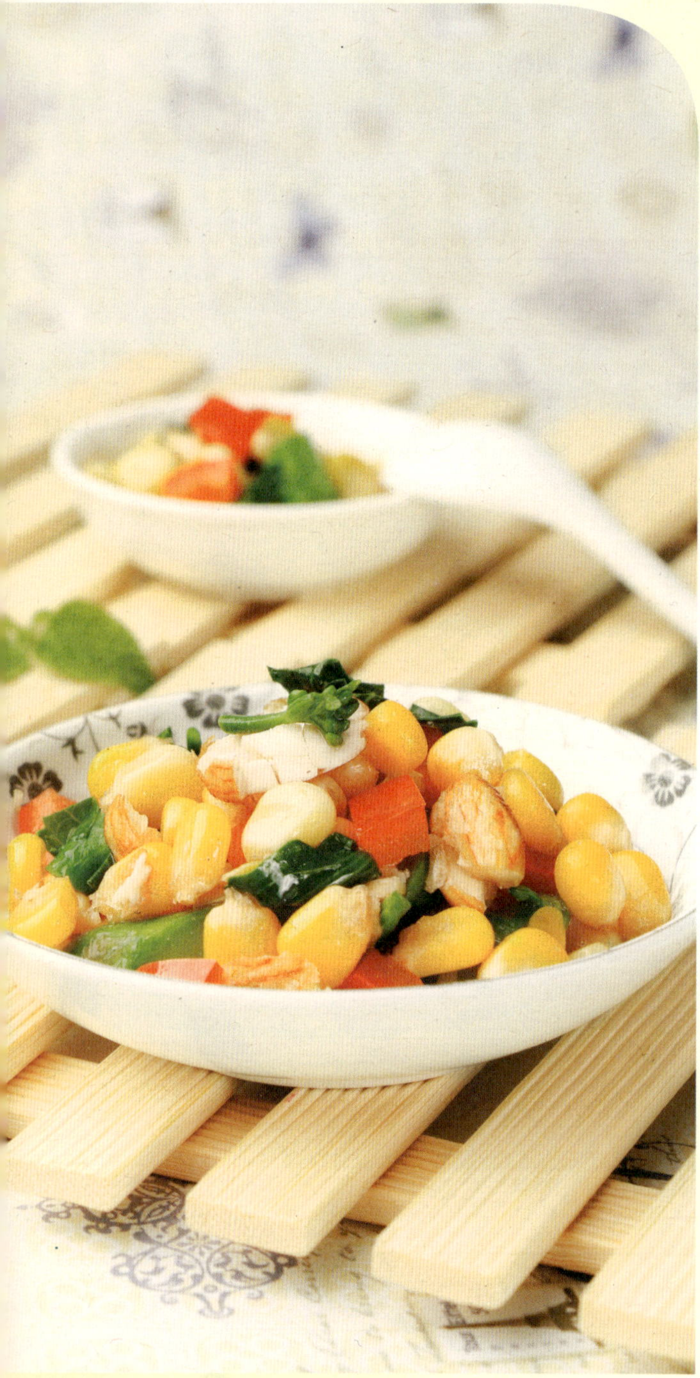

【原料】

芥蓝……………………80 克
甜椒……………………50 克
玉米粒…………………100 克
巴旦木仁………………40 克

【调料】

盐………………………2 克
鸡粉……………………2 克
芝麻油…………………5 毫升
陈醋……………………3 毫升

【做法】

1 洗净的甜椒去籽,切丁;择洗好的芥蓝切去多余的叶子,然后再切丁;巴旦木仁拍碎。

2 锅中注水烧开,倒入备好的玉米粒、芥蓝、甜椒,煮约2分钟至断生,捞出,沥干水分。

3 将余好的食材装入碗中,放入盐、鸡粉、芝麻油、陈醋,搅拌匀,加入部分巴旦木仁,搅拌均匀。

4 将拌好的菜装入盘中,撒上剩余的巴旦木仁即可。

明目养眼·金沙玉米

【原料】

玉米粒……………………200 克
咸蛋黄……………………3 个
葱花、香菜叶…………各少许

【调料】

盐、白糖…………………各 2 克
食用油……………………适量

【做法】

1. 咸蛋黄切片，改切成细碎，备用。
2. 沸水锅中倒入洗净的玉米粒，汆煮片刻直至断生后捞出。
3. 将汆煮好的玉米粒捞出，沥干水待用。
4. 热锅注油烧热，倒入咸蛋黄，炒至其稍微溶化。
5. 加入玉米粒，炒拌，让玉米粒充分均匀地粘上咸蛋黄。
6. 撒上盐、白糖，倒入葱花，充分炒匀入味，盛入盘子中，撒上香菜碎即可。

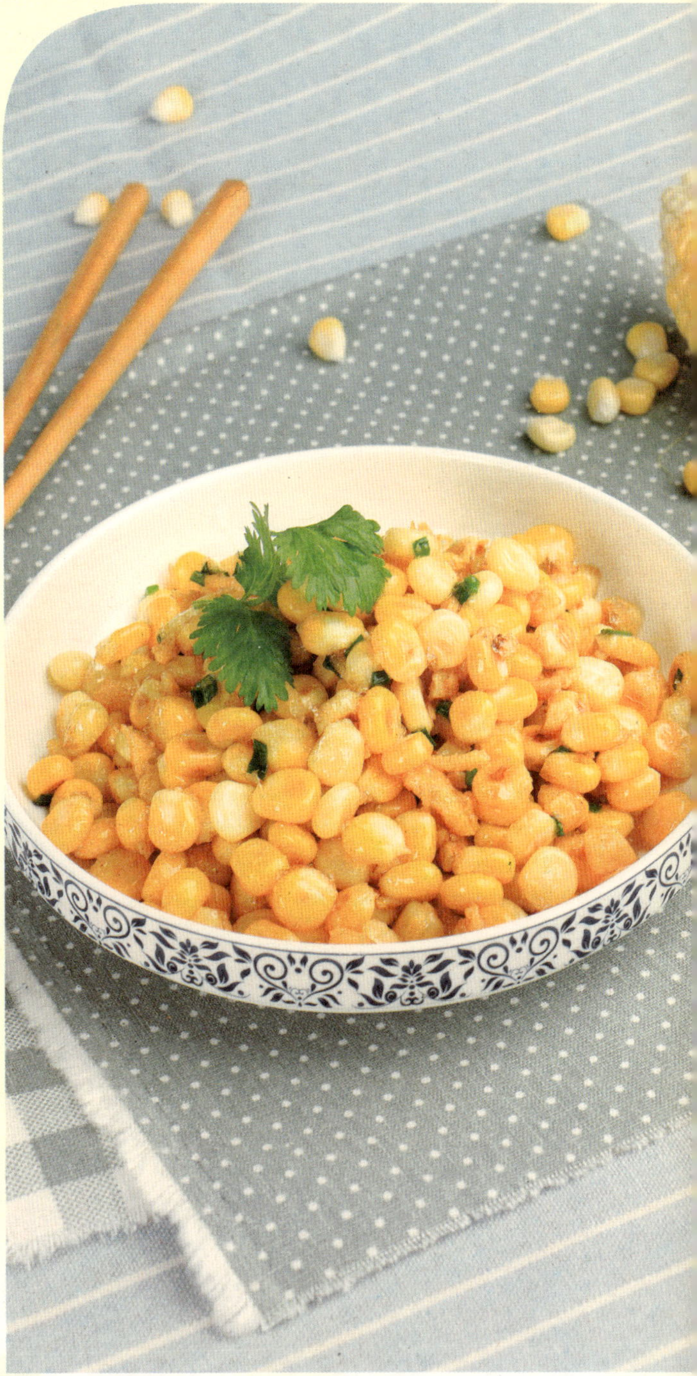

清利湿热·黄油玉米粒

【原料】

玉米粒·················200克

【调料】

盐·····················2克
白糖···················2克
白醋···················5毫升
黄油···················适量

【做法】

1. 玉米粒洗净。
2. 锅中注入适量清水,大火烧开,放入玉米粒,焯水至断生,捞出,沥干水分,备用。
3. 锅中注入少许黄油,烧热,放入玉米粒,翻炒均匀。
4. 加入盐、白醋、白糖,拌匀即可。

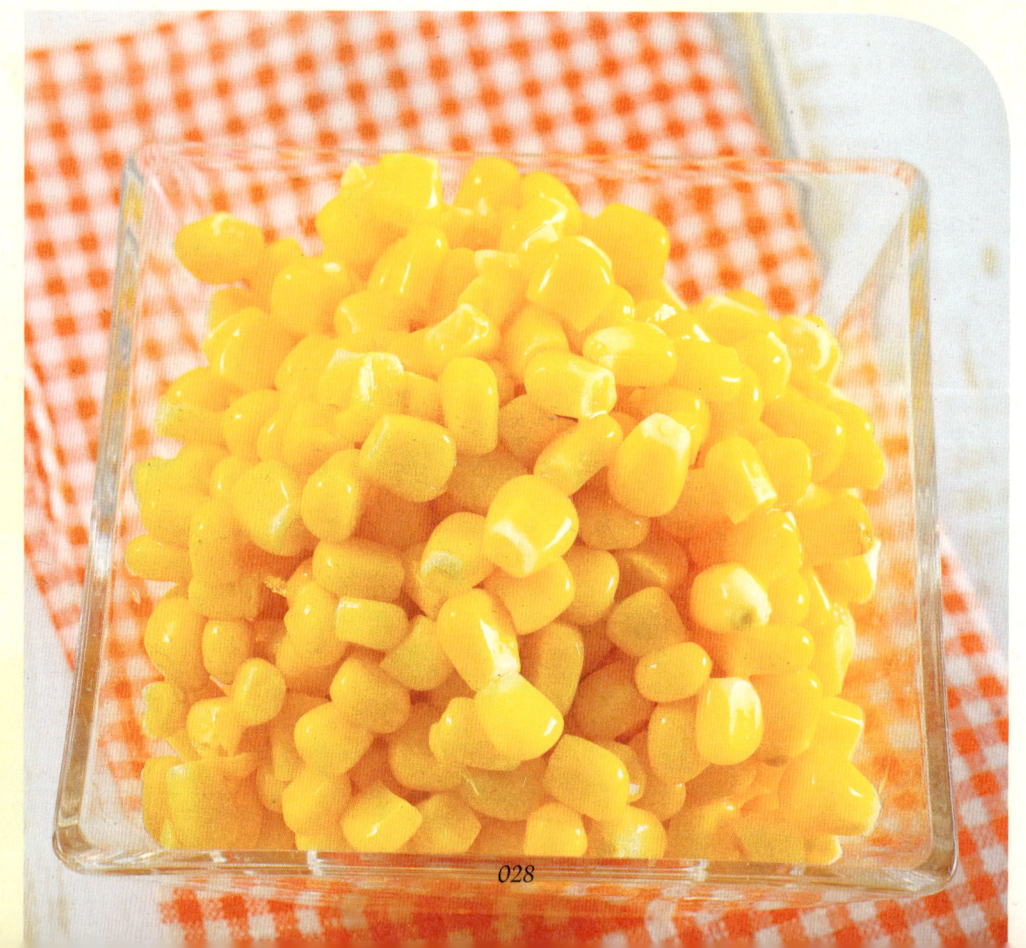

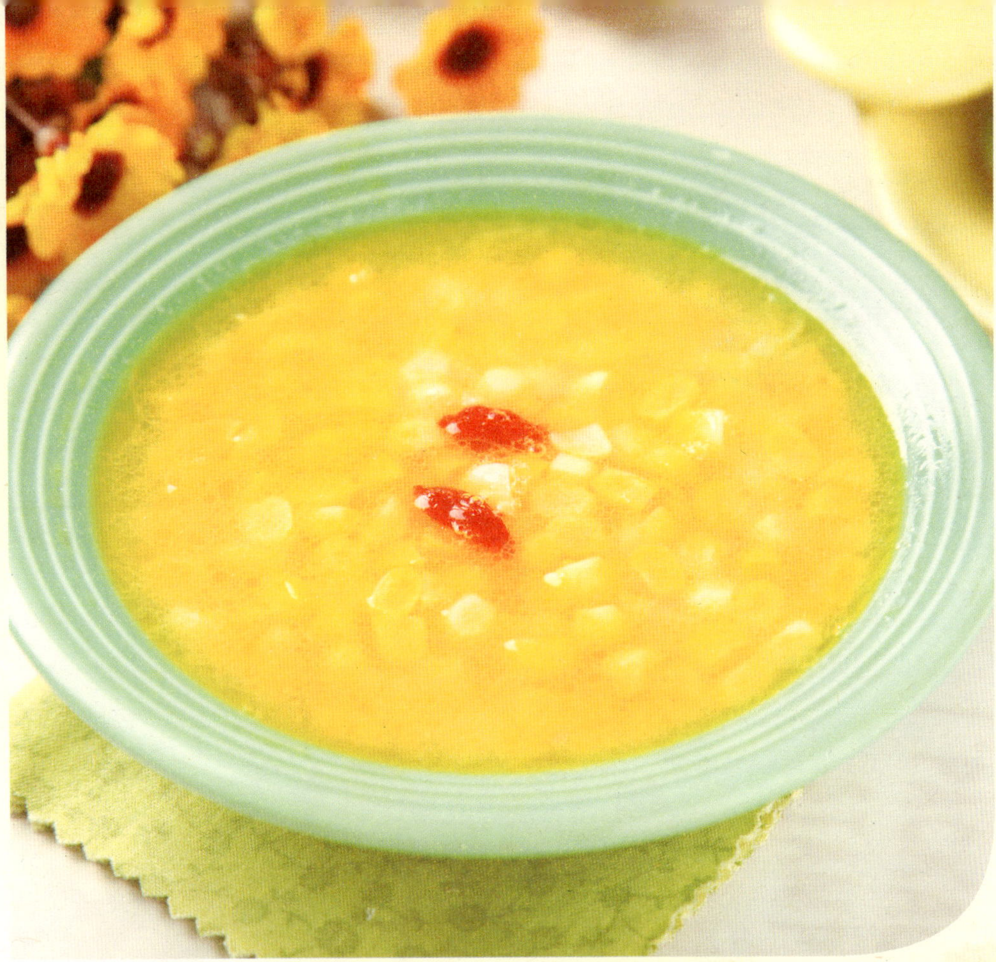

补充维生素E·奶油玉米

【原料】
- 玉米粒·····················200克
- 枸杞·······················少许

【调料】
- 黄油·······················10克
- 白糖·······················2克

【做法】

1. 锅置火上,放入黄油,加热至黄油完全融化。
2. 倒入备好的玉米粒,注入少许清水。
3. 翻炒片刻,煮3分钟至熟。
4. 加入少许白糖,煮至溶化。
5. 关火后将煮好的玉米盛入盘中,撒上洗净的枸杞即可。

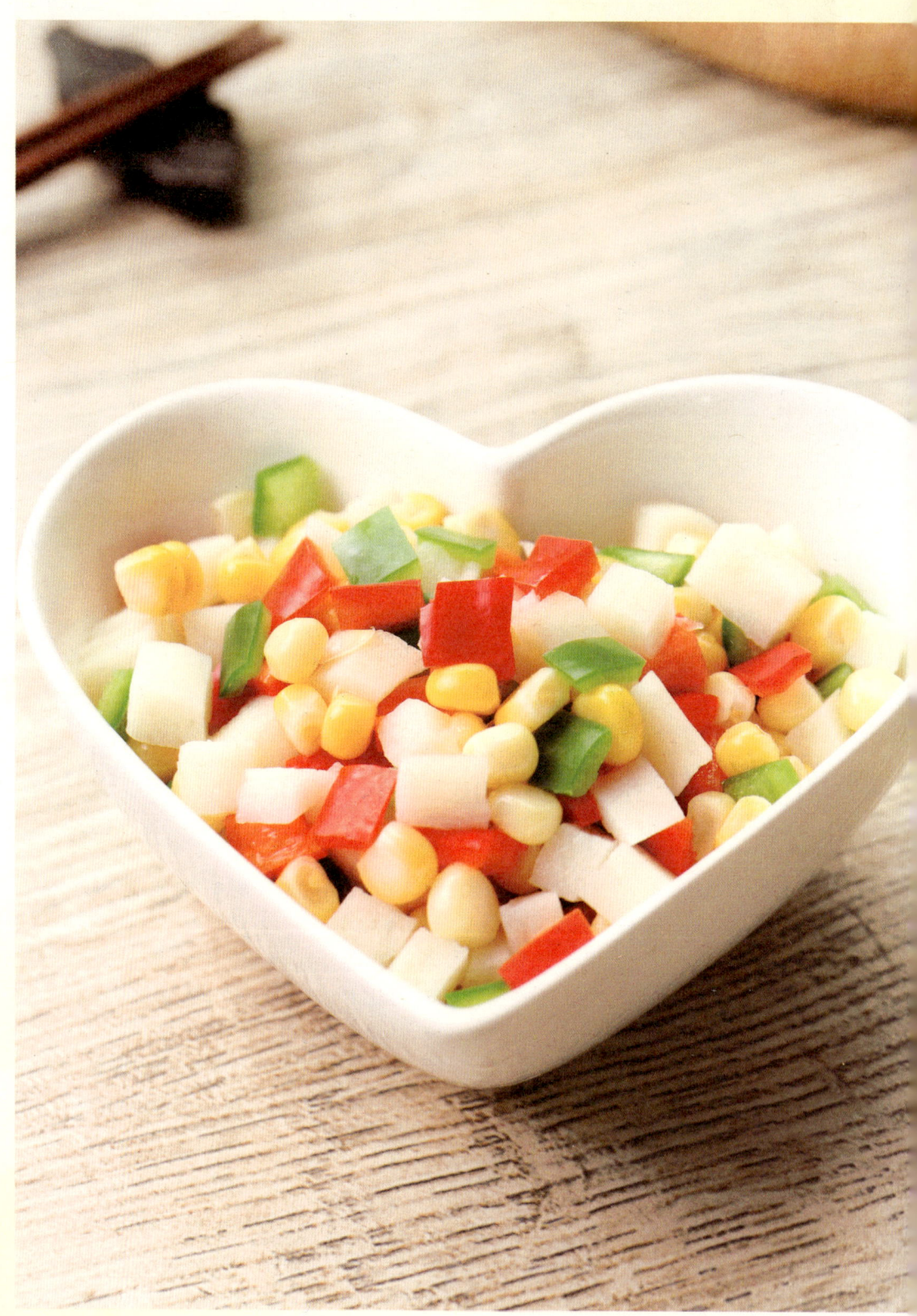

延年益寿
彩椒山药炒玉米

【原料】

鲜玉米粒……………130 克
彩椒…………………25 克
圆椒…………………20 克
山药…………………120 克

【调料】

盐……………………2 克
白糖…………………2 克
鸡粉…………………2 克
水淀粉………………10 毫升
食用油………………适量

【做法】

1. 洗净的彩椒、圆椒均切条形,改切成块;洗净去皮的山药切片,再切条形,改切成丁,备用。

2. 锅中注水烧开,倒入玉米粒,略煮,放入山药、彩椒、圆椒,加入食用油、盐,拌匀,煮至断生,捞出。

3. 用油起锅,倒入焯过水的食材,炒匀。

4. 加入盐、白糖、鸡粉,炒匀调味,用水淀粉勾芡,盛出即可。

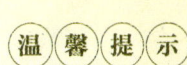

须毛越多的山药越好,因为须毛越多山药口感越面,营养越丰富。

TIPS: 玉米与山药一起食用,可以有效阻止血脂在血管壁的沉淀,预防心血管疾病。

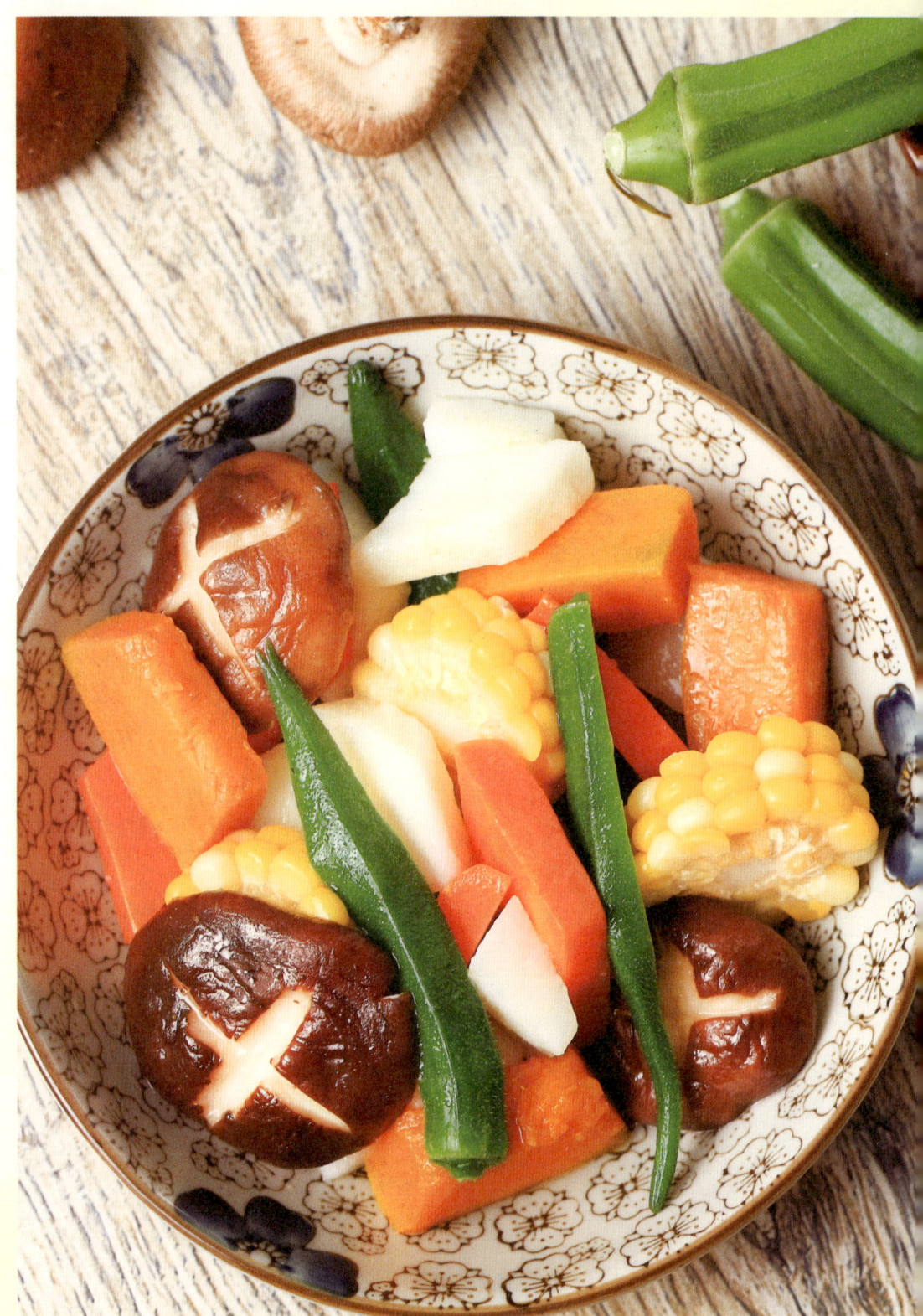

保护视力
日式蔬菜锅

【原料】

- 南瓜……………200克
- 玉米……………150克
- 胡萝卜……………60克
- 香菇………………50克
- 秋葵………………60克
- 山药……………150克
- 昆布汁……………适量

【调料】

- 味淋………………5毫升
- 酱油………………4毫升
- 黄砂糖……………适量

【做法】

1. 南瓜去皮、去瓤洗净，切块；山药、胡萝卜均洗净，去皮切厚片；香菇、秋葵洗净去蒂，玉米洗净切段。
2. 用网筛过滤昆布汤到锅里，烧开昆布汤底，加入酱油、味淋、黄砂糖调味。
3. 放入南瓜、山药、胡萝卜、玉米，加盖，用小火煮至半软。
4. 放入香菇，再次煮滚时放入秋葵，煮至熟透盛出即可。

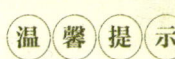

温馨提示

若选购干香菇，则应选择水分含量较少的；如果水分的含量过高，则不仅压秤，而且不易保存。

TIPS: 胡萝卜含有大量胡萝卜素，玉米含有黄体素、玉米黄质，二者同食，可以保护视力。

防癌抗癌·炒红薯玉米粒

【原料】

- 玉米粒……………………135克
- 去皮红薯…………………120克
- 去籽圆椒……………………30克
- 枸杞…………………………30克

【调料】

- 盐、鸡粉………………各1克
- 水淀粉………………5毫升
- 食用油……………………适量

【做法】

1. 红薯切丁；洗净的圆椒切条，再切丁。
2. 沸水锅中倒入切好的红薯丁，余烫约2分钟，倒入洗净的玉米粒，余烫约1分钟至食材断生，捞出余烫好的食材，沥干水分，装盘。
3. 用油起锅，倒入余烫好的食材，翻炒约半分钟，放入圆椒丁、备好的枸杞，炒匀。
4. 注入少许清水，搅匀，稍煮1分钟至食材熟软。
5. 加入盐、鸡粉，炒匀调味，用水淀粉勾芡，炒至收汁即可。

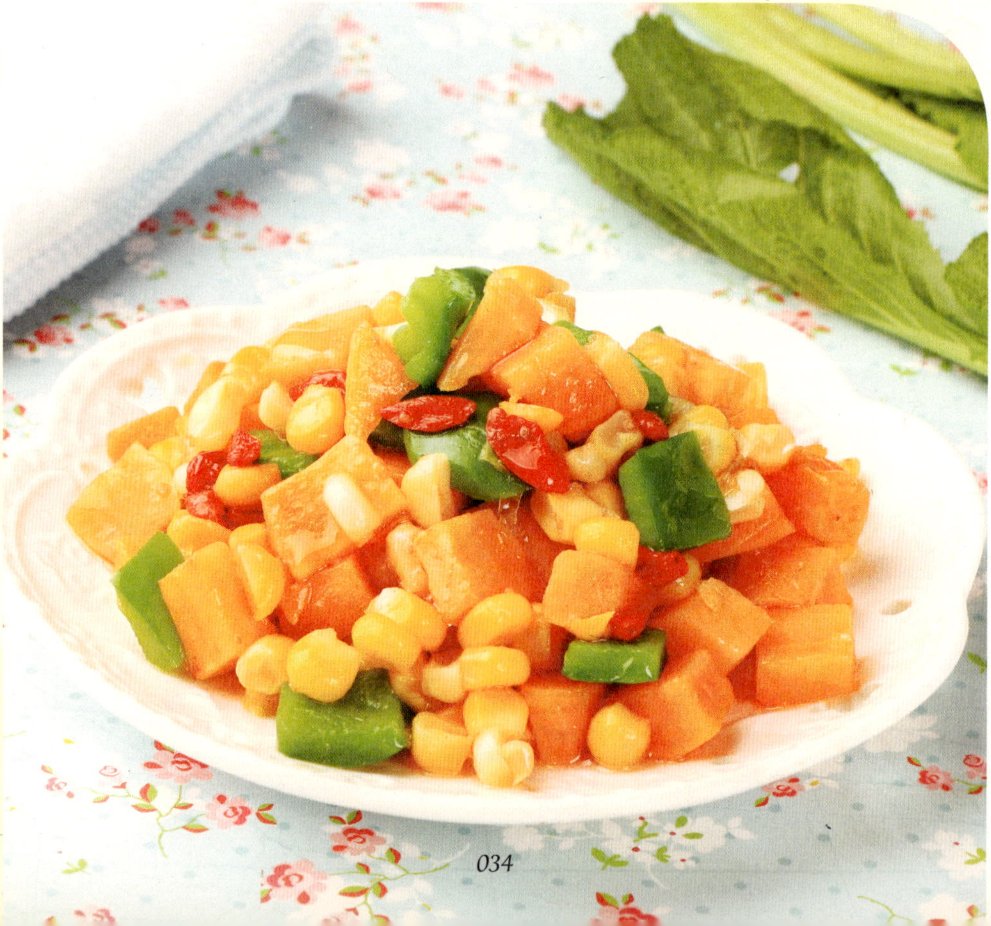

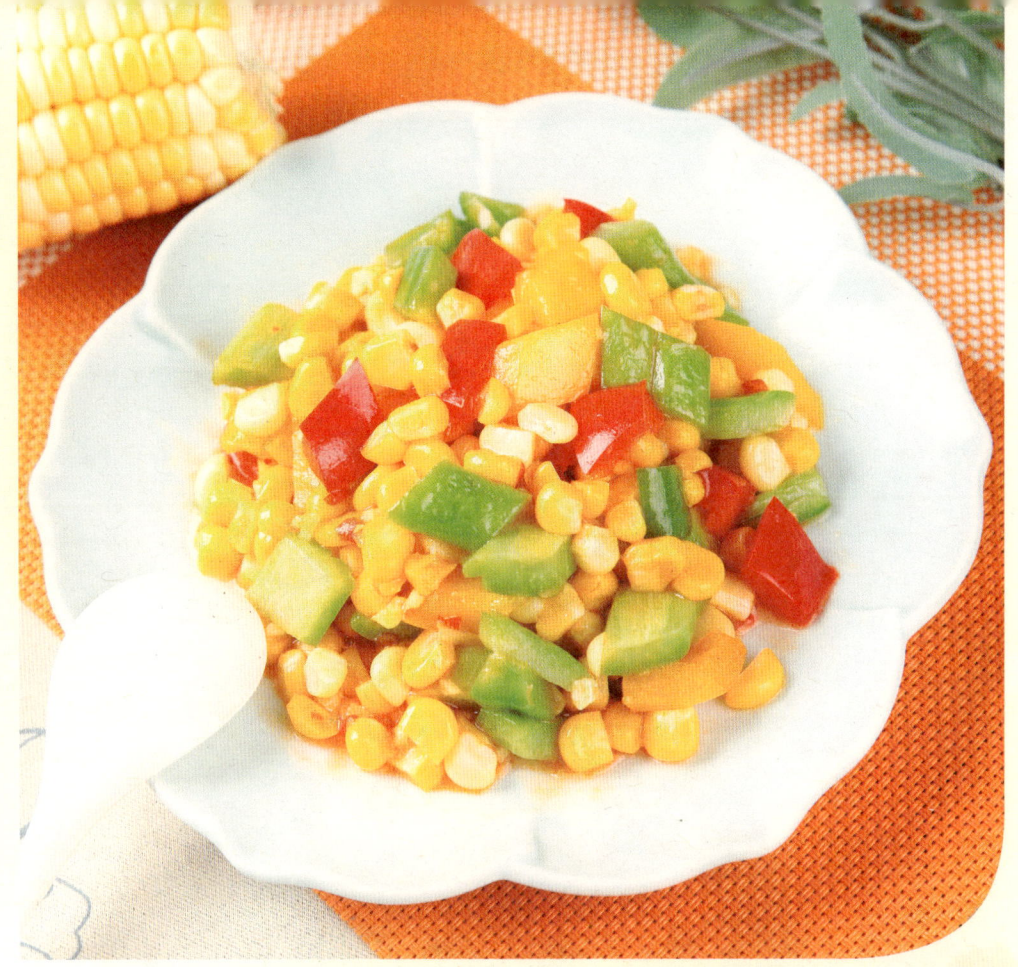

清热利湿·苦瓜玉米粒

【原料】

玉米粒……………………150克
苦瓜………………………80克
彩椒………………………35克
青椒………………………10克
姜末………………………少许
泰式甜辣酱………………适量

【调料】

盐…………………………少许
食用油……………………适量

【做法】

1 将洗净的苦瓜切条形，去除瓜瓤，再斜刀切菱形块。

2 洗好的青椒切开，再切丁；洗净的彩椒切条形，再切丁。

3 锅中注水烧开，倒入洗净的玉米粒，焯煮一会儿，倒入苦瓜块，放入彩椒丁、青椒丁，再煮约1分钟后捞出，沥干水分。

4 用油起锅，撒上备好的姜末，爆香，倒入焯过水的食材，炒匀炒透。

5 加入少许盐，倒入备好的甜辣酱，大火快炒，至食材熟软、入味，装在盘中即可。

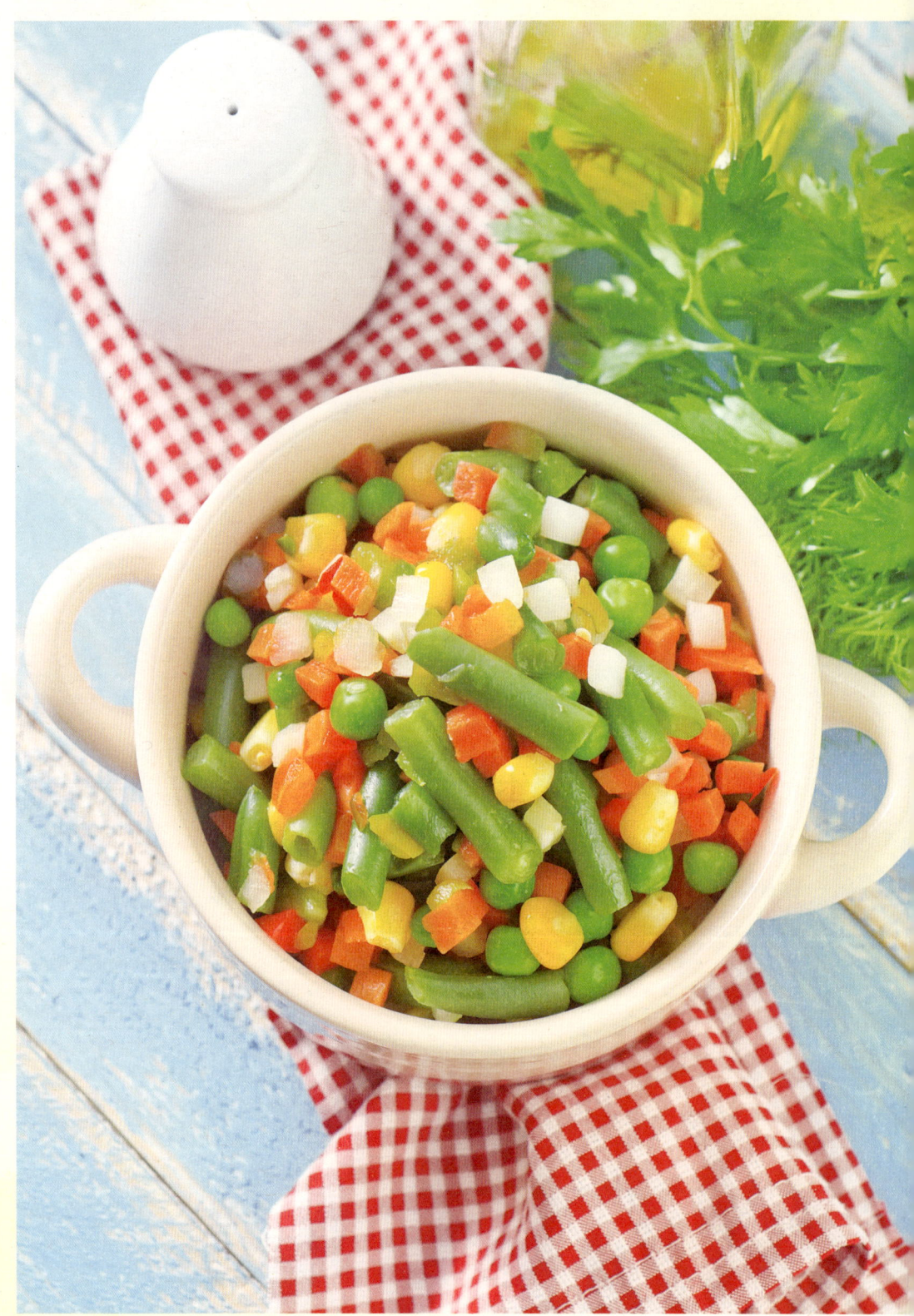

补充维生素C
什锦蔬菜

【原料】

豆角·················150克
玉米粒···············150克
胡萝卜···············100克
青豆·················少许
白洋葱碎·············适量

【调料】

盐···················2克
鸡粉·················2克
食用油···············适量

【做法】

1. 豆角择成小段洗净；胡萝卜去皮洗净，切成丁，备用。
2. 锅中注入适量的清水烧开，放入玉米粒、青豆、豆角、胡萝卜丁，煮至断生，捞出。
3. 锅中注油烧热，放入胡萝卜丁，炒片刻，放入豆角、玉米粒、青豆，炒至熟软。
4. 放入白洋葱丁，调入少许盐、鸡粉，炒入味即可。

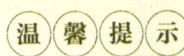

挑选洋葱时可用手轻轻按压，若发现有软软的感觉，表示可能已经发霉，不易储藏。

TIPS: 玉米是粗粮中的保健佳品，与豆角一同食用，可以为身体提供丰富的维生素。

促进钙的吸收·玉米煮豆腐

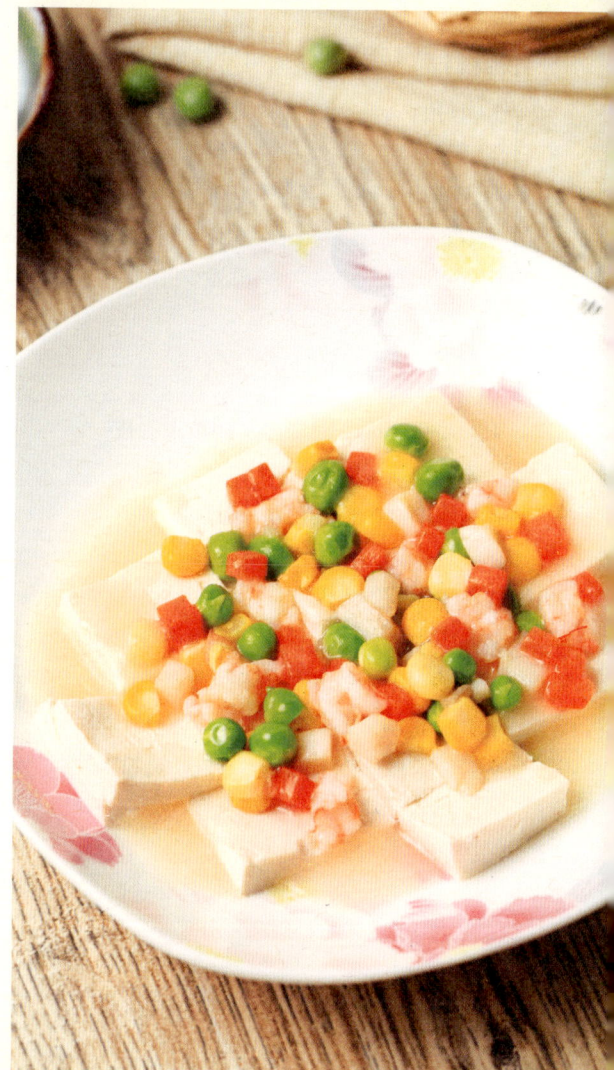

【原料】

豆腐	1块
玉米粒	100克
虾	100克
青豆	适量
鸡汤	200毫升
带子、胡萝卜粒	各适量
蒜蓉、姜末	各适量

【调料】

盐	2克
白胡椒粉	3克
绍兴酒	适量
水淀粉	适量
食用油	适量

温馨提示

豆腐的颜色应该略带微黄，如果过白，则不宜购买。

【做法】

1. 虾和带子洗净切粒，用盐、绍兴酒腌渍片刻；豆腐切块，隔水蒸约4分钟取出，备用。
2. 平底锅注油烧热，爆香蒜蓉、姜末，放入虾、带子翻炒。
3. 放入洗净的胡萝卜粒、青豆、玉米粒，炒约1分钟。
4. 倒入鸡汤、白胡椒粉，淋入芡汁搅匀，待汤汁变浓稠后盛出，淋在蒸好的豆腐上即可。

祛病强身·松仁玉米

【原料】

- 玉米……70克
- 松仁……20克
- 黄瓜……70克
- 胡萝卜……50克
- 牛奶……30毫升

【调料】

- 盐……2克
- 白糖……3克
- 水淀粉……4毫升
- 食用油……适量

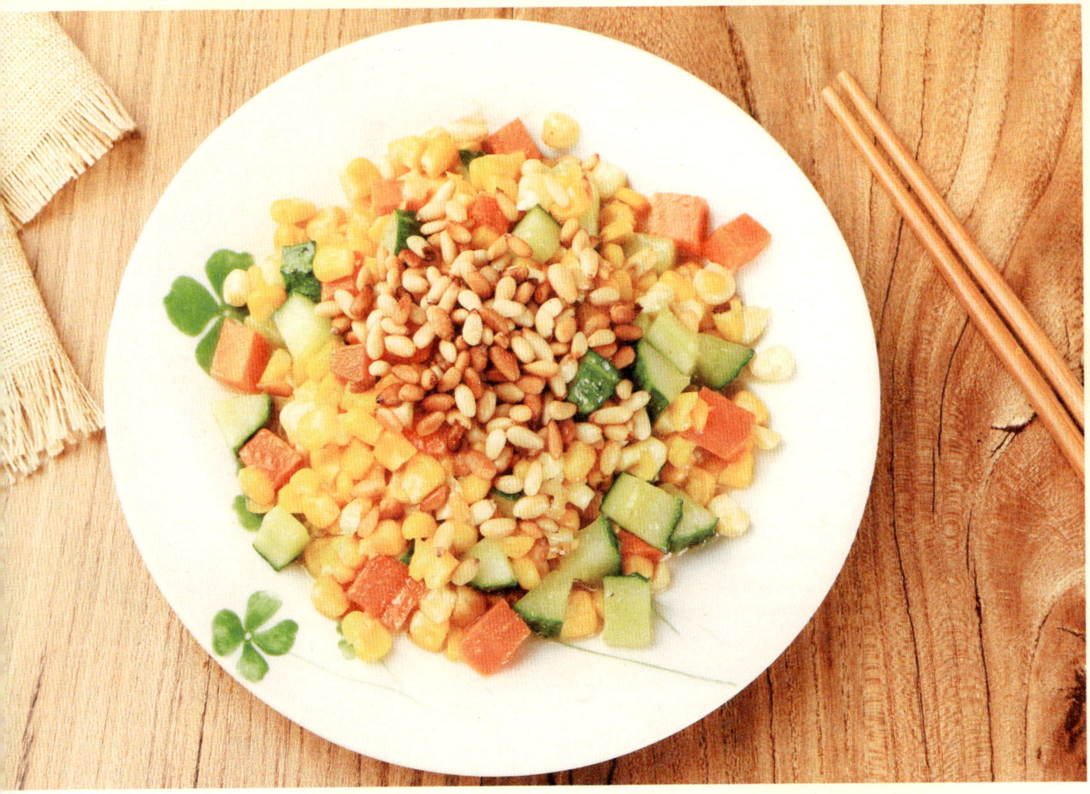

【做法】

1. 洗净的黄瓜切丁；洗净去皮的胡萝卜切丁；玉米、松仁分别洗净。
2. 锅中注水大火烧开，倒入胡萝卜、玉米，搅拌煮沸，再加入黄瓜，汆煮至断生，将食材捞出。
3. 热锅注油烧热，倒入汆煮好的食材，翻炒，倒入牛奶，加入盐、白糖，翻炒调味。
4. 加入适量的水淀粉，快速翻炒收汁，关火，将炒好的菜盛入盘中。
5. 用油起锅，倒入松仁炒香，浇在玉米上即可。

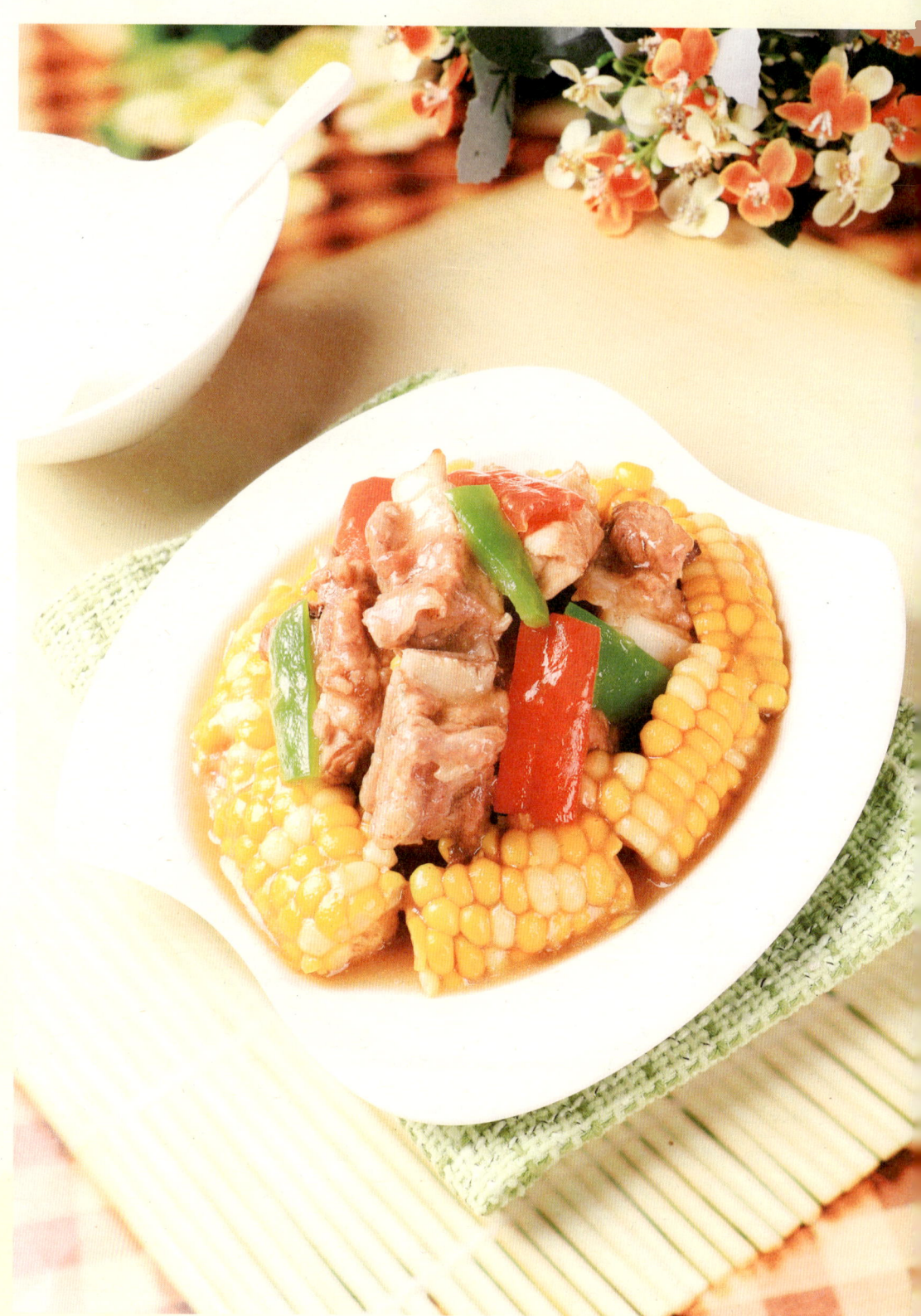

补充钙质
玉米烧排骨

【原料】

- 玉米棒……………………300 克
- 红椒………………………50 克
- 青椒………………………40 克
- 排骨………………………500 克
- 姜片………………………少许

【调料】

- 料酒………………………8 毫升
- 生抽………………………5 毫升
- 盐…………………………3 克
- 鸡粉………………………2 克
- 水淀粉……………………4 毫升
- 食用油……………………适量

【做法】

1. 处理好的玉米棒切块；洗净的红椒、青椒均切段。
2. 锅中注水烧开，倒入备好的排骨，汆煮片刻去除血水，捞出，沥干水分。
3. 热锅注油烧热，倒入姜片，爆香，倒入排骨，淋入料酒、生抽，翻炒匀。
4. 注入适量清水，倒入玉米，加入少许盐，加盖，焖 25 分钟至熟透。
5. 掀开锅盖，倒入红椒、青椒，翻炒均匀，加入少许鸡粉，炒匀提鲜，倒入些许水淀粉，炒匀收汁即可。

温馨提示

新鲜的排骨外观颜色鲜红，最好呈粉红色，不能太红或者太白。

TIPS: 排骨富含丰富的钙质，在玉米富含的维生素 D 的帮助下，可以促进身体对钙质进行较好的吸收。

提高免疫力·苦瓜玉米蛋盅

【原料】

- 玉米……100克
- 鸡蛋……80克
- 水发粉丝……150克
- 苦瓜、胡萝卜片……各适量

【调料】

- 盐……3克
- 生抽……5毫升
- 蚝油……3克
- 水淀粉……4毫升
- 白糖、鸡粉……各2克
- 芝麻油、食用油……各适量

【做法】

1. 将泡发好的粉丝切碎；洗净的苦瓜切成段，挖去瓤；鸡蛋打散，加盐，搅拌匀。
2. 锅中注水烧开，倒入玉米粒，汆煮至断生，捞出；再倒入苦瓜，汆煮片刻捞出。
3. 取盘，摆上胡萝卜片、苦瓜段，在苦瓜段内放入玉米，在中间摆上粉丝。
4. 蒸锅上火烧开，放入苦瓜盅，盖上锅盖，大火蒸5分钟，再浇上蛋液，续蒸5分钟。
5. 取一个碗，加入盐、生抽、清水、白糖、鸡粉、蚝油、水淀粉，制成酱汁。
6. 热锅注油烧热，倒入酱汁，炒匀，倒入少许芝麻油，搅匀，浇在苦瓜盅上即可。

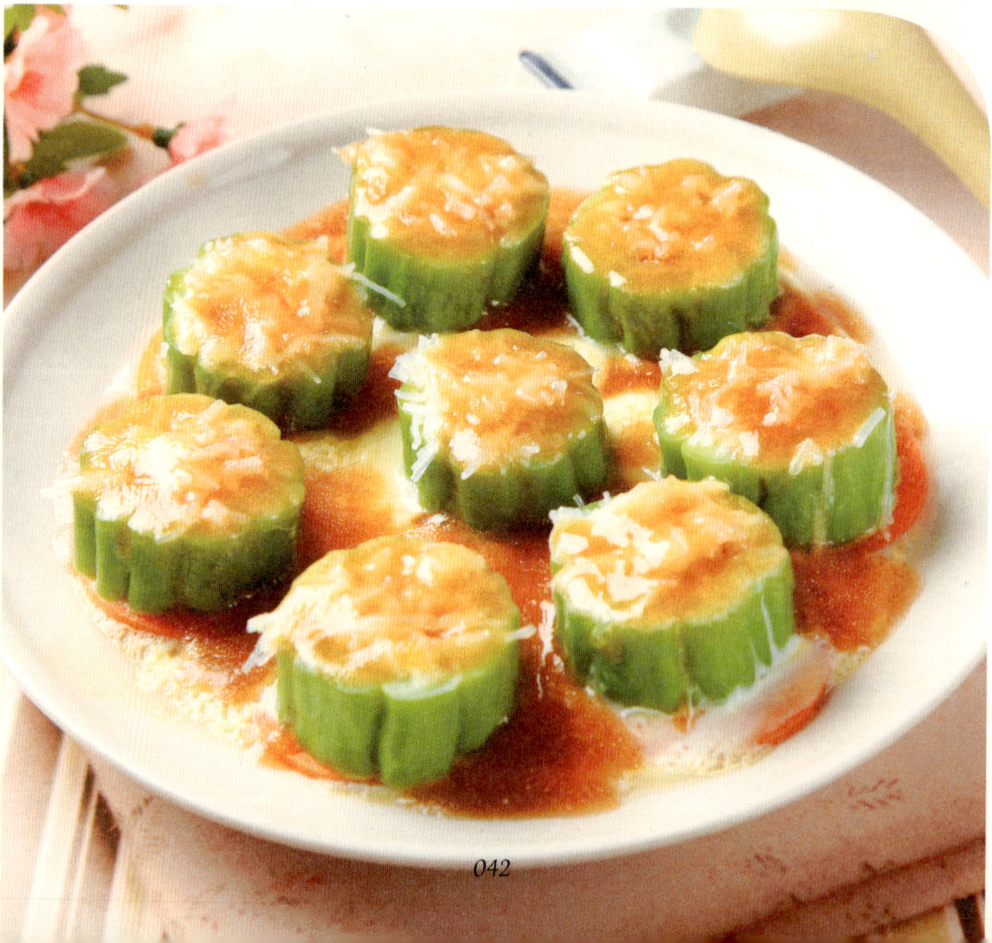

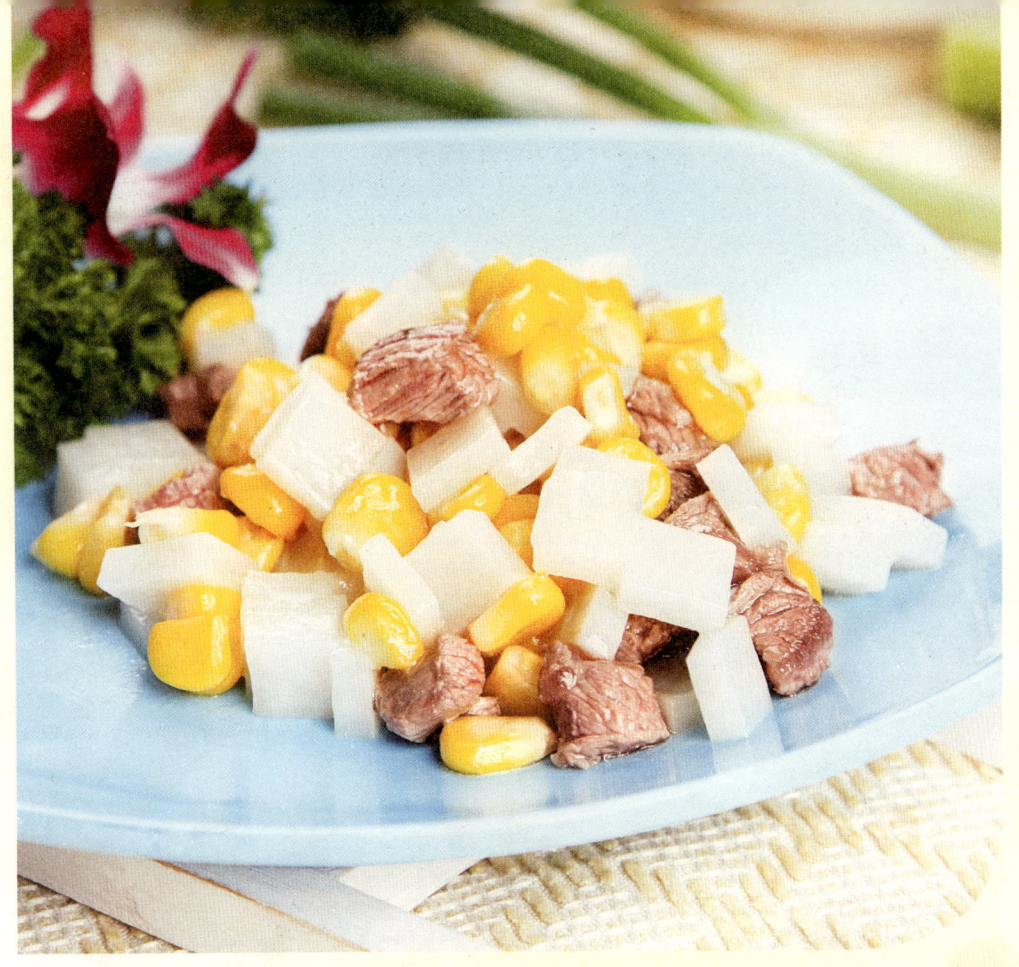

补脾暖胃·玉米年糕炒牛肉

【原料】

年糕、玉米粒..........各170克
牛肉..........150克
蛋清..........少许

【调料】

盐、味精..........各2克
蚝油..........少许
料酒..........适量
葱油..........适量
生粉..........适量

【做法】

1. 将备好的年糕切成丁。
2. 锅中注水烧开，放入切好的年糕，汆水后捞出。
3. 牛肉洗净切丁，加料酒、盐、味精、蛋清、生粉腌片刻。
4. 锅中注油烧热，放入牛肉，过油后捞出。
5. 锅中注入葱油烧热，放入蚝油、年糕、玉米粒略炒。
6. 再加入牛肉丁，放入盐、味精炒匀，盛出即可。

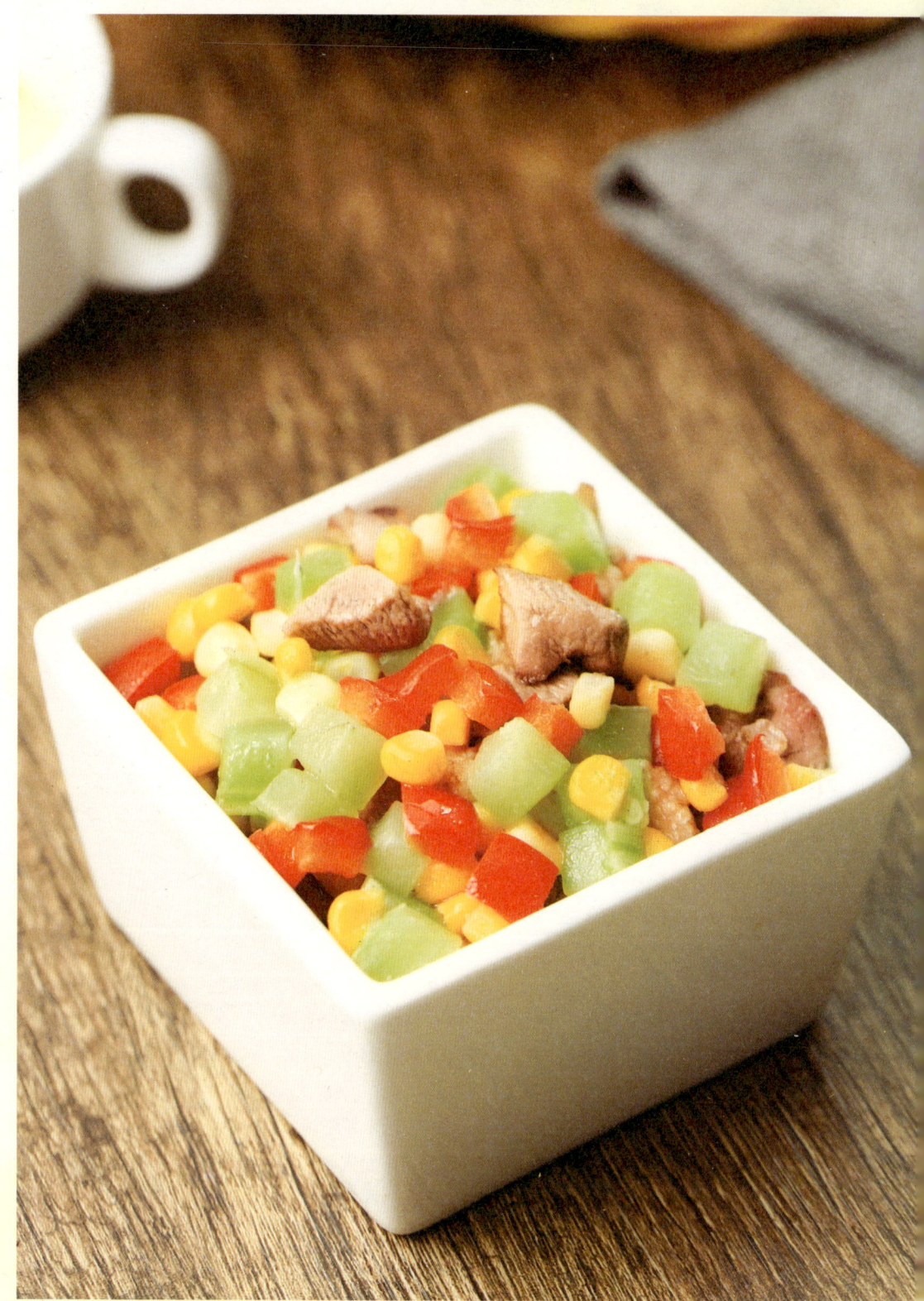

促进血液循环
莴笋玉米鸭丁

【原料】

- 鸭胸肉……………160克
- 莴笋………………150克
- 玉米粒………………90克
- 彩椒…………………50克
- 蒜末、葱段…………各少许

【调料】

- 盐、鸡粉……………各3克
- 料酒…………………4毫升
- 生抽…………………6毫升
- 水淀粉、芝麻油……各少许
- 食用油………………适量

【做法】

1. 将洗净去皮的莴笋切丁；洗好的彩椒切块；洗净的鸭胸肉切丁。
2. 鸭肉丁中加入少许盐、料酒、生抽，腌渍约10分钟。
3. 锅中注水烧开，加入少许盐、食用油、莴笋丁、玉米粒、彩椒块，煮1分钟，捞出。
4. 用油起锅，倒入腌好的鸭肉丁，炒至松散，淋入少许生抽、料酒，炒匀提味，倒入蒜末、葱段，炒香。
5. 放入焯过水的食材，翻炒一会儿，加入少许盐、鸡粉，炒匀调味，用水淀粉勾芡，淋入适量芝麻油，快速炒匀，至食材熟透、入味即可食用。

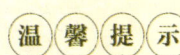

新鲜优质的鸭肉摸上去很结实，鸭胸上有凸起的胸肉，腹腔内壁可清楚地看到盐霜。

TIPS: 玉米含有蛋白质、糖类、钙、磷、铁、硒、胡萝卜素、维生素E等营养成分，有开胃益智、宁心活血、调理中气等功效。

健胃消食·玉米洋葱煎蛋烧

【原料】

- 玉米粒……………120克
- 洋葱末……………35克
- 鸡蛋………………3个
- 青豆………………55克
- 红椒圈、香菜碎……各少许

【调料】

- 盐…………………少许
- 食用油……………适量

【做法】

1. 锅中注水烧开,倒入洗净的青豆、玉米粒,焯煮约2分钟后捞出,沥干水分。
2. 取一大碗,打入鸡蛋,搅散、调匀,再倒入焯煮过的材料,撒上洋葱末,搅散,加入少许盐,制成蛋液。
3. 用油起锅,倒入调好的蛋液,摊开、铺匀,煎成饼型,放入红椒圈,转小火,煎出香味。
4. 再翻炒蛋饼,用中火煎一会儿,至两面熟透,盛出,装在盘中,食用时分成小块,摆好造型,撒上香菜碎即可。

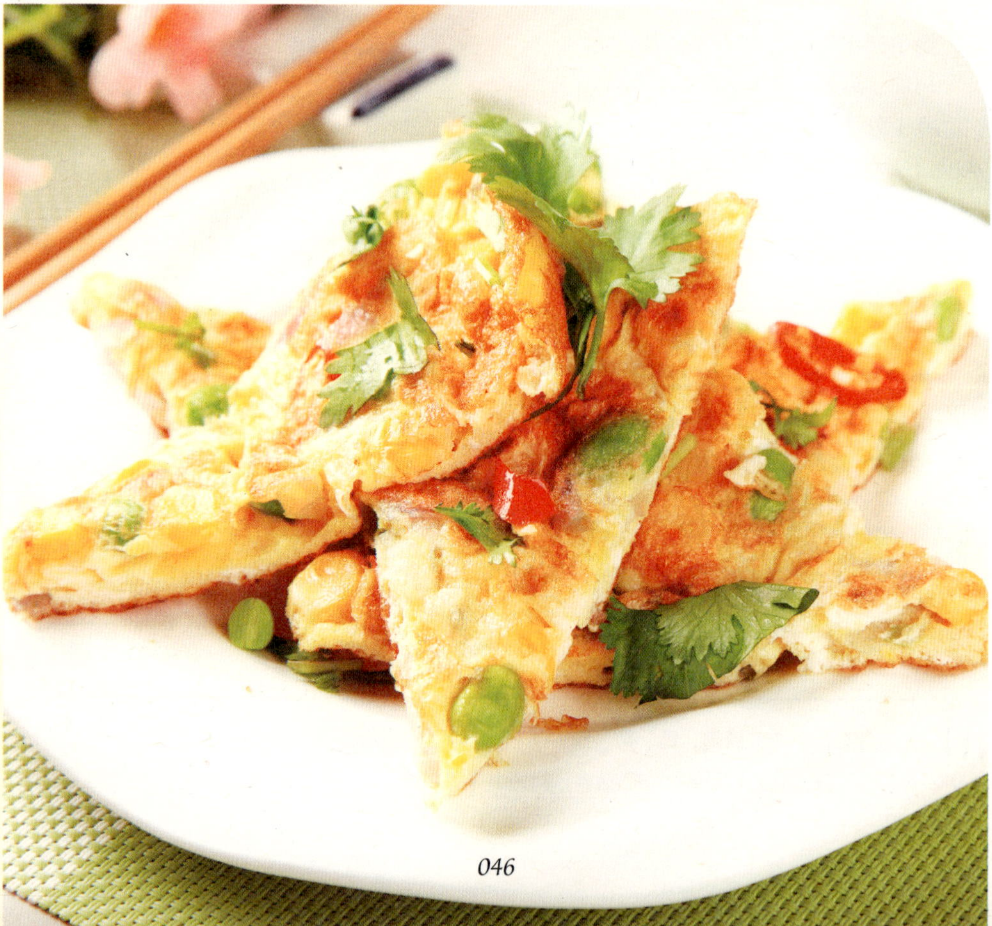

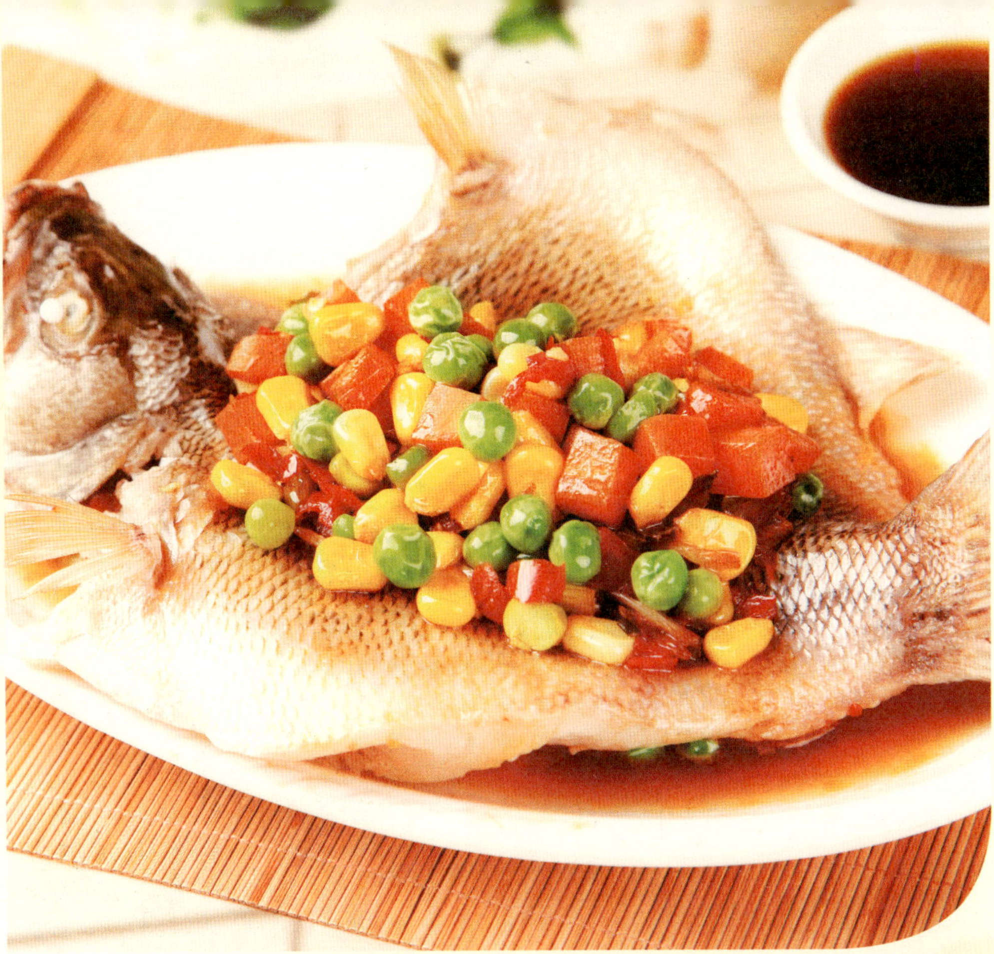

增强记忆力·满堂彩蒸鲈鱼

【原料】

鲈鱼……………………350克
玉米粒…………………30克
胡萝卜、豌豆…………各30克
剁椒……………………10克
葱段、姜片……………各少许

【调料】

盐、鸡粉………………各2克
蒸鱼豉油………………10毫升
料酒……………………8毫升
食用油…………………适量

【做法】

1. 洗净去皮的胡萝卜切成条,再切成丁;处理好的鲈鱼肚皮部分再切开一点,抹上盐,装入盘中,再在鱼身上淋上料酒,摆上姜片。

2. 热锅注油烧热,倒入葱段、姜片,爆香,倒入备好的胡萝卜、玉米、豌豆,翻炒匀。

3. 再放入蒸鱼豉油、剁椒,翻炒至入味,放入盐、鸡粉,翻炒片刻,浇在鲈鱼身上。

4. 电蒸锅注水烧开上气,放入鲈鱼,盖上锅盖,调转旋钮定时10分钟,蒸熟后取出即可。

健脑益智·江南鱼末

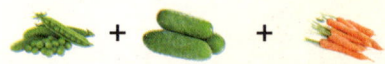

【原料】

鲈鱼……………………200克
玉米粒…………………150克
豌豆……………………50克
黄瓜片…………………60克
胡萝卜丁………………40克
松仁……………………15克
红椒块…………………40克
葱段、姜末……………各少许

【调料】

料酒……………………5毫升
水淀粉…………………4毫升
盐、鸡粉………………各2克
食用油、胡椒粉………各适量

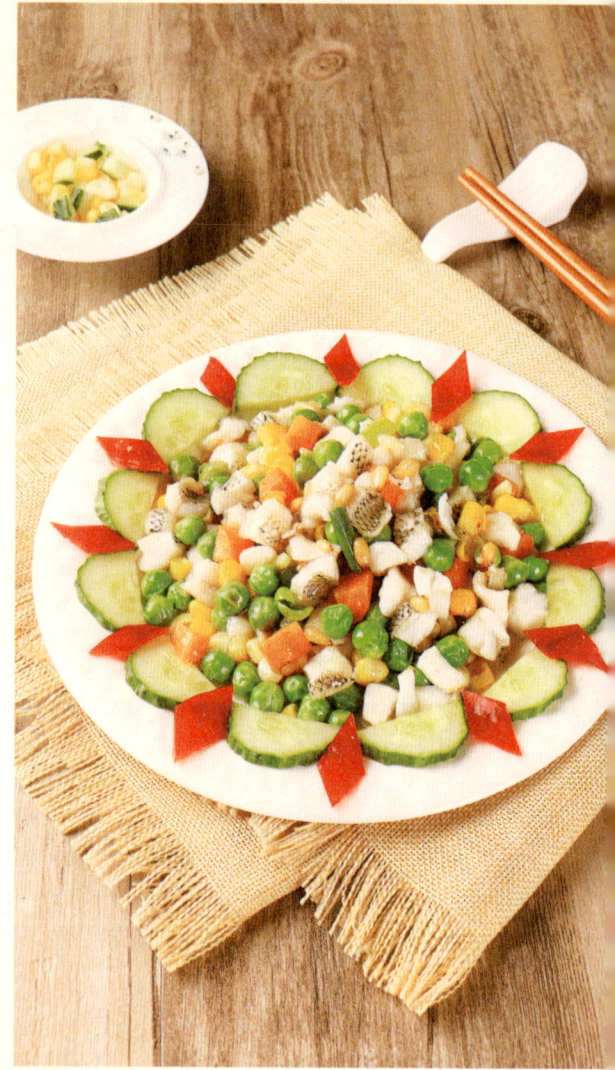

【做法】

1. 处理干净的鲈鱼切去鱼头,剔除鱼骨,将鱼肉切丁;食材洗净。

2. 鱼肉中放入适量盐、料酒、鸡粉、胡椒粉、适量水淀粉腌渍;备好盘,围上黄瓜、红椒块。

3. 锅中注水烧开,倒入豌豆、玉米粒、胡萝卜,煮至断生,再倒入鱼肉,煮沸,捞出;热锅注油烧热,倒入松仁、葱段、姜末,爆香。

4. 放入煮好的食材,淋入料酒,炒匀,加入盐、鸡粉,翻炒,淋入水淀粉,翻炒装盘即可。

补虚强身·福寿玉米虾球

【原料】

- 虾仁……200克
- 玉米粒……150克
- 黄瓜、蟹柳……各适量
- 白果仁、松仁……各30克
- 水发枸杞、葱段、姜片各少许

【调料】

- 鸡粉……1克
- 芝麻油……5毫升
- 食用油……适量
- 盐、胡椒粉……各2克
- 料酒、水淀粉……各6毫升

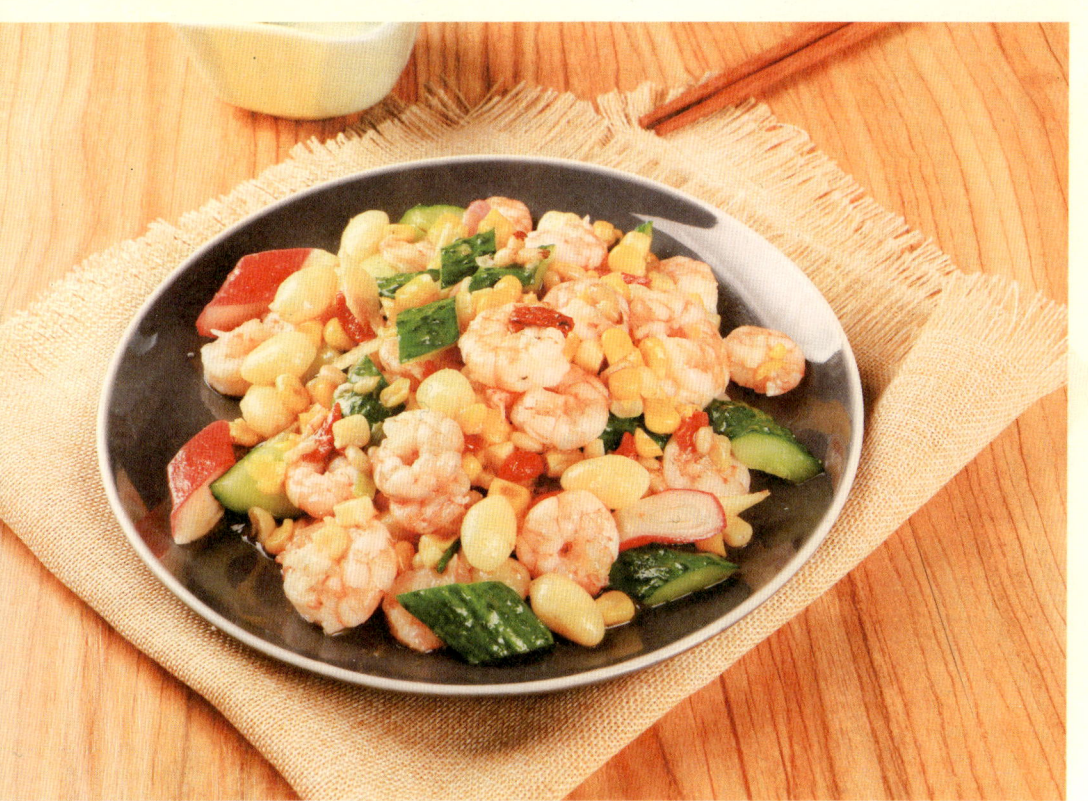

【做法】

1. 洗净的黄瓜切块；蟹柳斜刀切块。
2. 洗净的虾仁加入1克盐、3毫升料酒、胡椒粉、3毫升水淀粉腌渍。
3. 沸水锅中倒入玉米粒、白果仁、黄瓜、蟹柳、枸杞烫20秒捞出。
4. 用油起锅，放入葱段和姜片，爆香，倒入松仁、虾仁，炒至略微变色。
5. 倒入汆烫好的食材，翻炒均匀，加入3毫升料酒、50毫升清水，翻炒数下，放入1克盐、鸡粉、3毫升水淀粉，淋入芝麻油，炒匀即可。

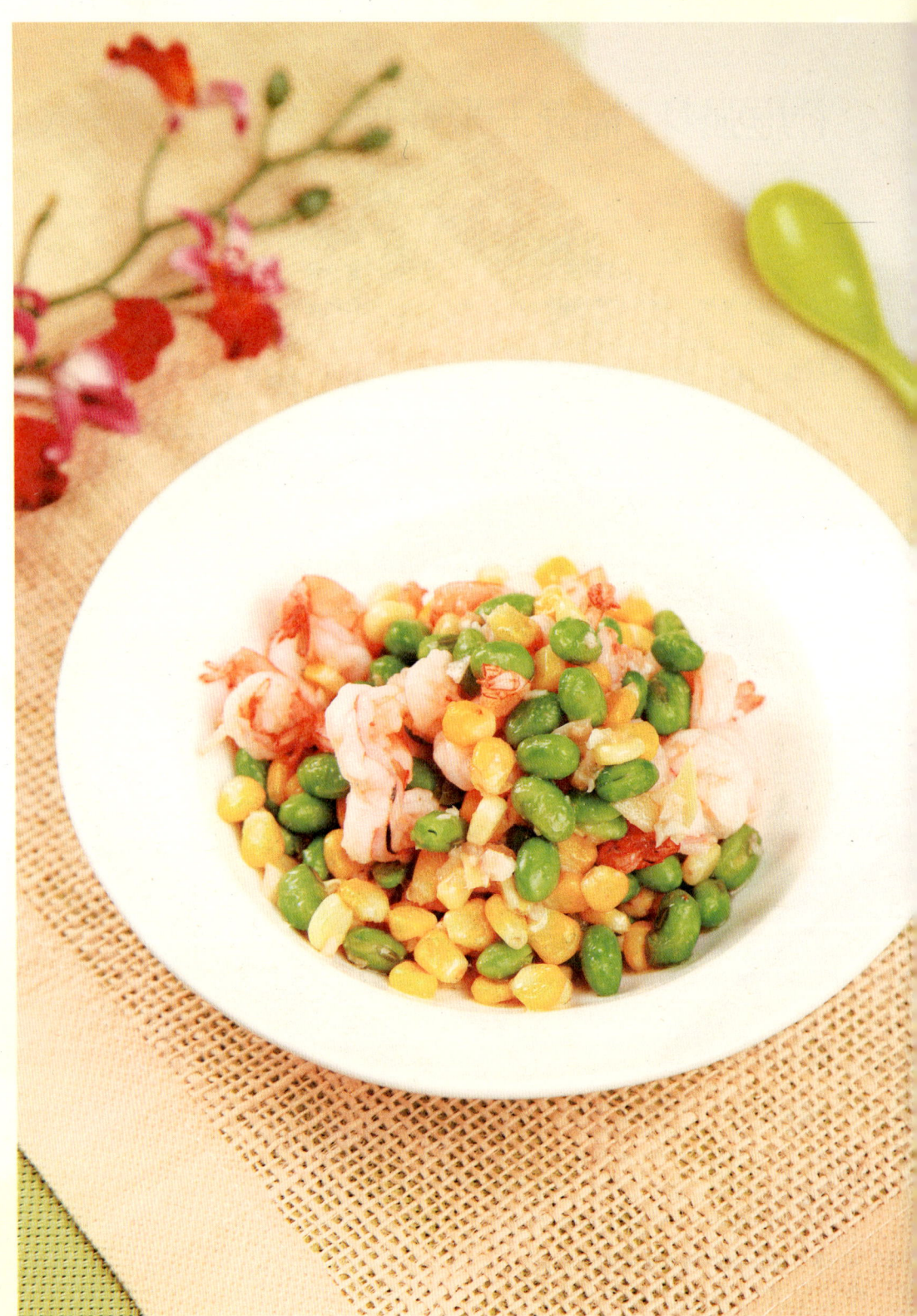

补充蛋白质
青豆玉米炒虾仁

【原料】

青豆…………………80 克
玉米粒………………100 克
虾仁…………………15 个
蒜末、姜片…………各适量

【调料】

盐……………………3 克
鸡粉…………………2 克
食用油………………10 毫升
料酒、水淀粉………各 5 毫升

【做法】

1. 玻璃碗中放入洗净的虾仁、料酒、盐、水淀粉，腌渍 10 分钟。
2. 锅中注水烧开，倒入洗好的青豆、玉米粒，焯煮 5 分钟，捞出。
3. 用油起锅，倒入蒜末、姜片，爆香，放入腌好的虾仁，翻炒片刻。
4. 加入料酒，炒匀至虾仁变色，倒入焯好的玉米粒、青豆，炒约 2 分钟至食材熟透。
5. 加入盐、鸡粉，翻炒均匀，用水淀粉勾芡，关火后盛出炒好的菜肴，装盘即可。

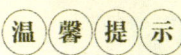

选购虾的时候要注意，活虾应当肉质坚实细嫩，有弹性；冻虾仁应挑选表面略带青灰色，手感饱满并富有弹性的。

TIPS: 虾仁含有蛋白质、脂肪、糖类、钾、碘、磷、维生素 A 等营养物质，具有益气补虚、强身健体、补肾壮阳等功效。

预防"三高"·玉米扒红蟹

【原料】

花蟹⋯⋯⋯⋯⋯⋯⋯100克
玉米粒⋯⋯⋯⋯⋯⋯80克
青豆⋯⋯⋯⋯⋯⋯⋯40克
蛋清⋯⋯⋯⋯⋯⋯⋯40克

【调料】

盐⋯⋯⋯⋯⋯⋯⋯⋯2克
胡椒粉⋯⋯⋯⋯⋯⋯2克
鸡粉⋯⋯⋯⋯⋯⋯⋯1克
食用油⋯⋯⋯⋯⋯⋯适量

【做法】

1　用油起锅,放入洗净的青豆、玉米粒,翻炒数下。

2　注入约250毫升清水,放入处理干净的花蟹,搅匀,加盖,用大火煮开后转小火焖5分钟至食材熟透。

3　揭盖,转大火,加入盐、鸡粉、胡椒粉,搅匀调味,倒入蛋清。

4　煮约20秒至蛋清熟透变白,关火后盛出菜肴,装碗即可。

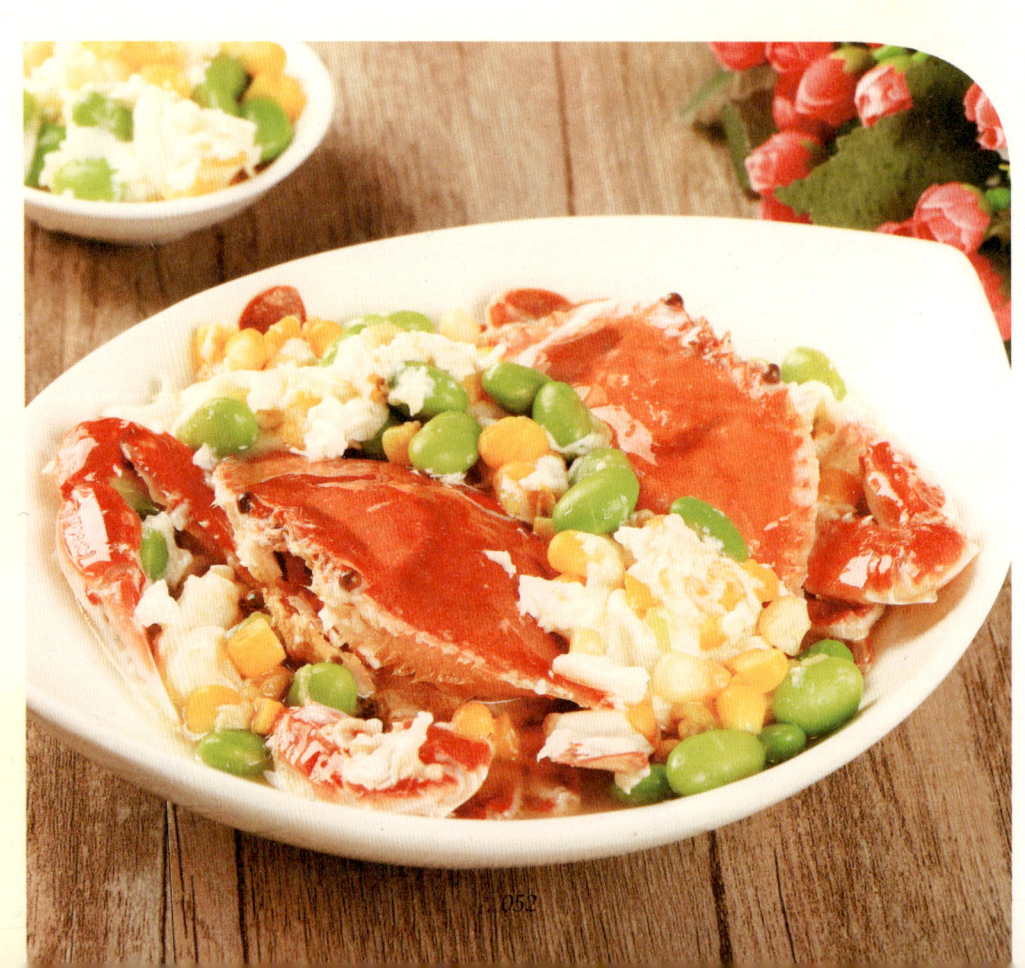

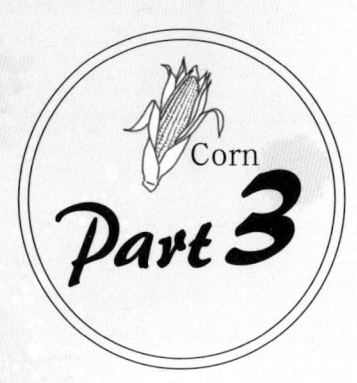

低脂少糖主食点心，
身体无负担

玉米营养价值很高，
对身体十分有益。
除了当作小零食外，
玉米还可以融入主食点心中，
不管中式的，还是西式的，
样样都能带给你别样清甜的感受！

促进新陈代谢·彩虹炒饭

【原料】

- 熟米饭················150克
- 红椒··················50克
- 玉米粒················70克
- 豌豆··················50克

【调料】

- 盐····················2克
- 鸡粉··················1克
- 生抽··················少许
- 食用油················适量

【做法】

1. 将红椒洗净,切成丁。
2. 锅中注入适量清水,大火烧开,倒入适量食用油,加入少许盐。
3. 倒入豌豆、玉米粒,焯煮1分钟,再倒入红椒丁,焯至变色捞出。
4. 炒锅上火,注油烧热,倒入熟米饭,炒至松散。
5. 再放入焯过的食材,翻炒均匀。
6. 调入盐、鸡粉、生抽,炒至入味,盛出即可。

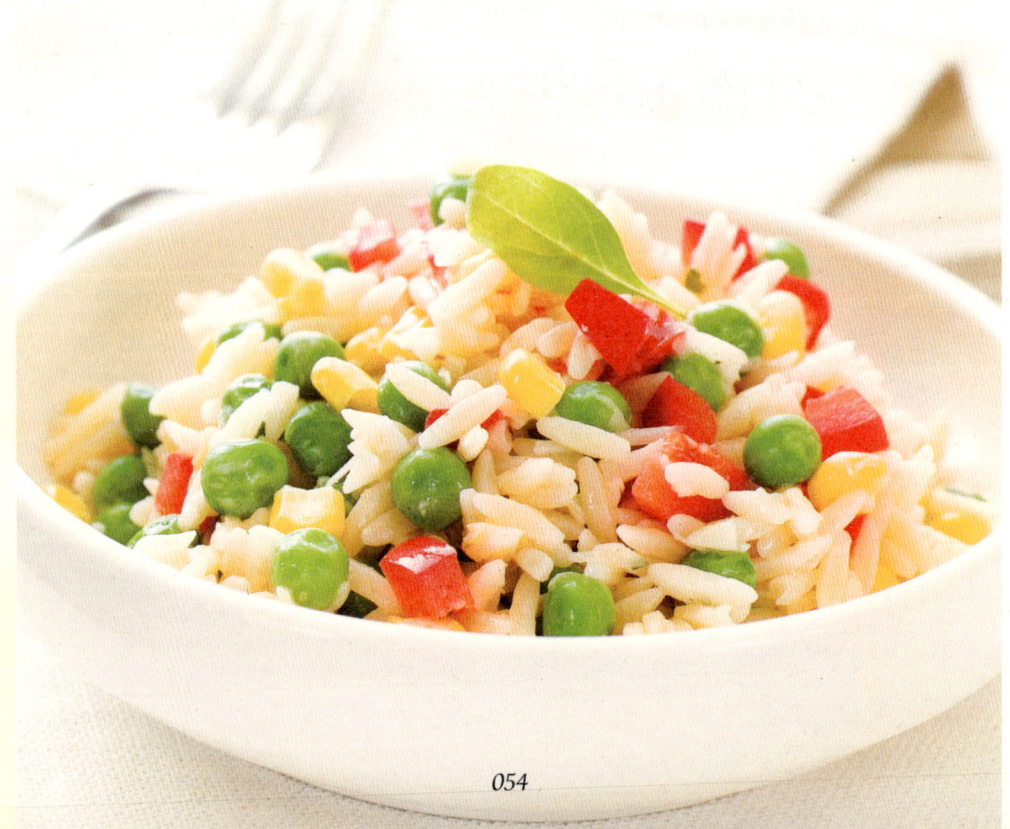

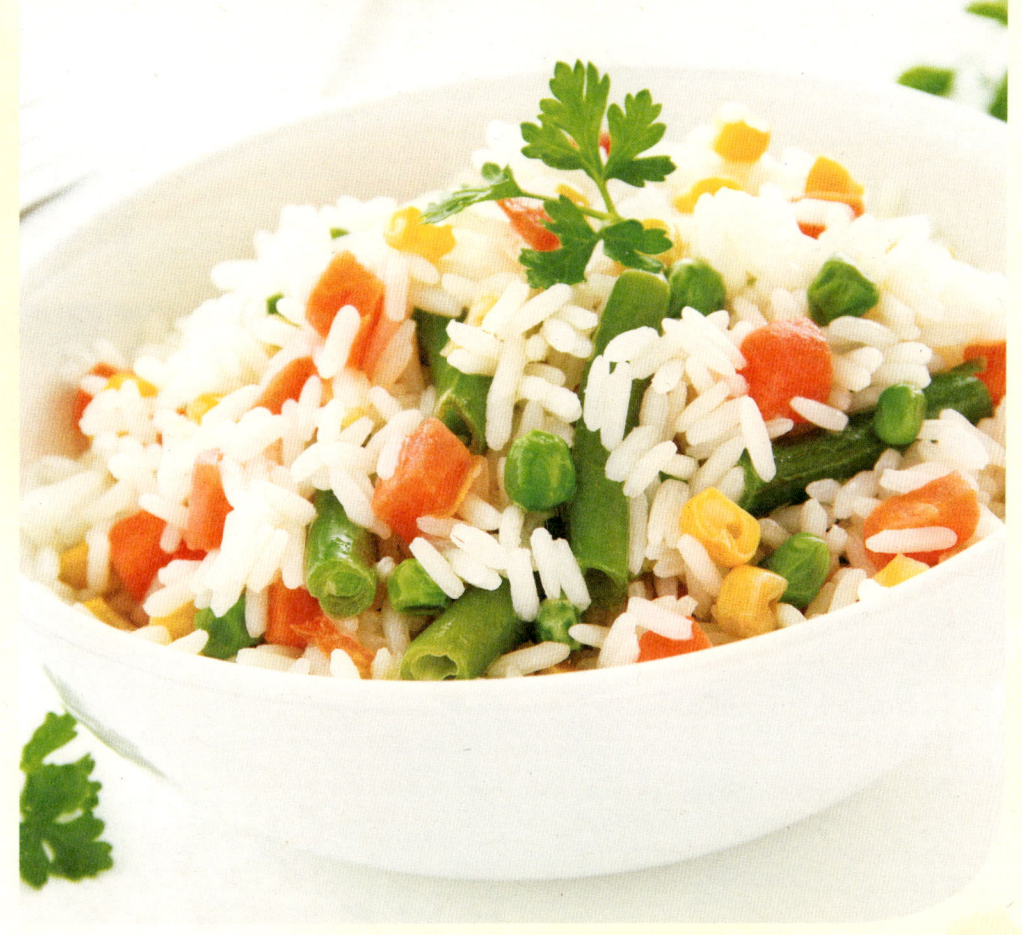

降糖降脂·胡萝卜玉米炒饭

【原料】

熟米饭……………………250克
玉米粒……………………200克
豆角………………………80克
胡萝卜……………………80克
豌豆………………………50克
蒜末、欧芹碎……………各少许

【调料】

盐…………………………3克
橄榄油……………………适量

【做法】

1. 洗净的豆角切段；洗净去皮的胡萝卜切丁，备用。
2. 锅中注入适量清水烧开，加入少许盐，淋入橄榄油，倒入胡萝卜、豌豆、玉米粒，焯煮1分钟。
3. 再倒入豆角，焯煮至所有食材熟透，捞出。
4. 锅中注入橄榄油烧热，倒入蒜末爆香，倒入熟米饭，炒至松散，放入焯好的食材，炒匀，加入盐炒入味，盛出，撒上欧芹碎即可。

润燥利水·松子玉米炒饭

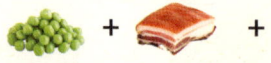

【原料】

熟米饭……………300 克
玉米粒……………45 克
青豆………………35 克
腊肉………………55 克
鸡蛋………………1 个
水发香菇…………40 克
熟松子仁…………25 克
葱花………………少许

【调料】

食用油……………适量

温馨提示

鸡蛋的气孔主要在蛋壳的大头那一端，摆放的时候最好将大头的一端朝上，以免影响鲜度。

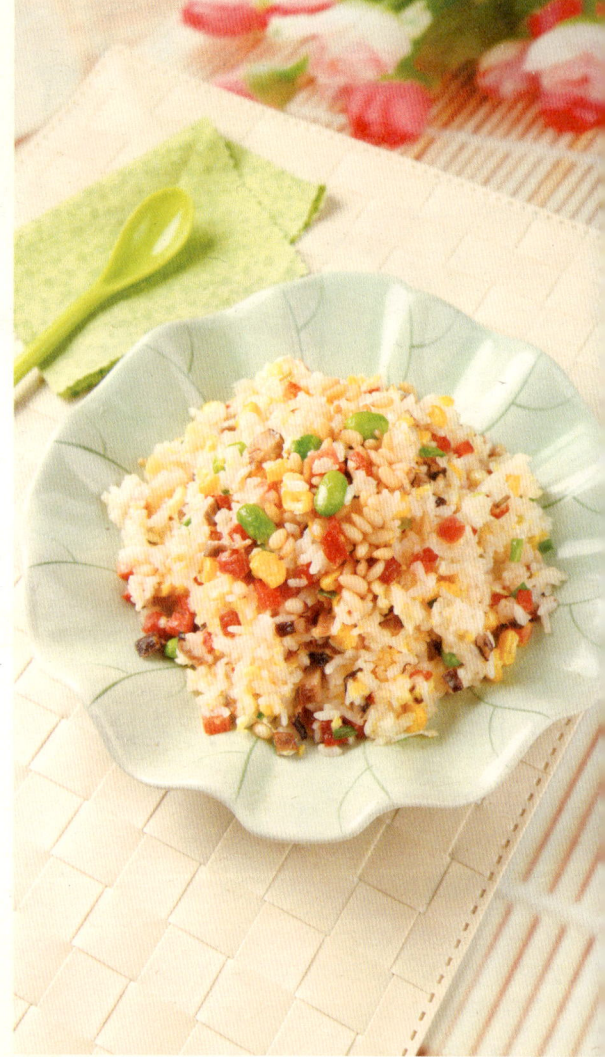

【做法】

1. 香菇洗净切丁；腊肉洗净切丁。
2. 锅中注入适量清水烧开，倒入洗净的青豆、玉米粒，拌匀，煮1分30秒，至食材断生，捞出。
3. 用油起锅，倒入腊肉丁，炒匀，倒入香菇丁，翻炒匀，打入鸡蛋，炒散，倒入备好的熟米饭。
4. 用中小火炒匀，倒入焯过水的食材，翻炒匀，撒上葱花，用大火炒出香味，倒入少许熟松子仁，炒匀，装入盘中，撒上熟松子仁即成。

开胃消食·香甜玉米蛋炒饭

【原料】

熟米饭……………200克
玉米粒……………70克
肉末………………75克
豆角………………95克
蛋液、葱花、蒜末……各少许

【调料】

盐、鸡粉……………各2克
食用油………………适量

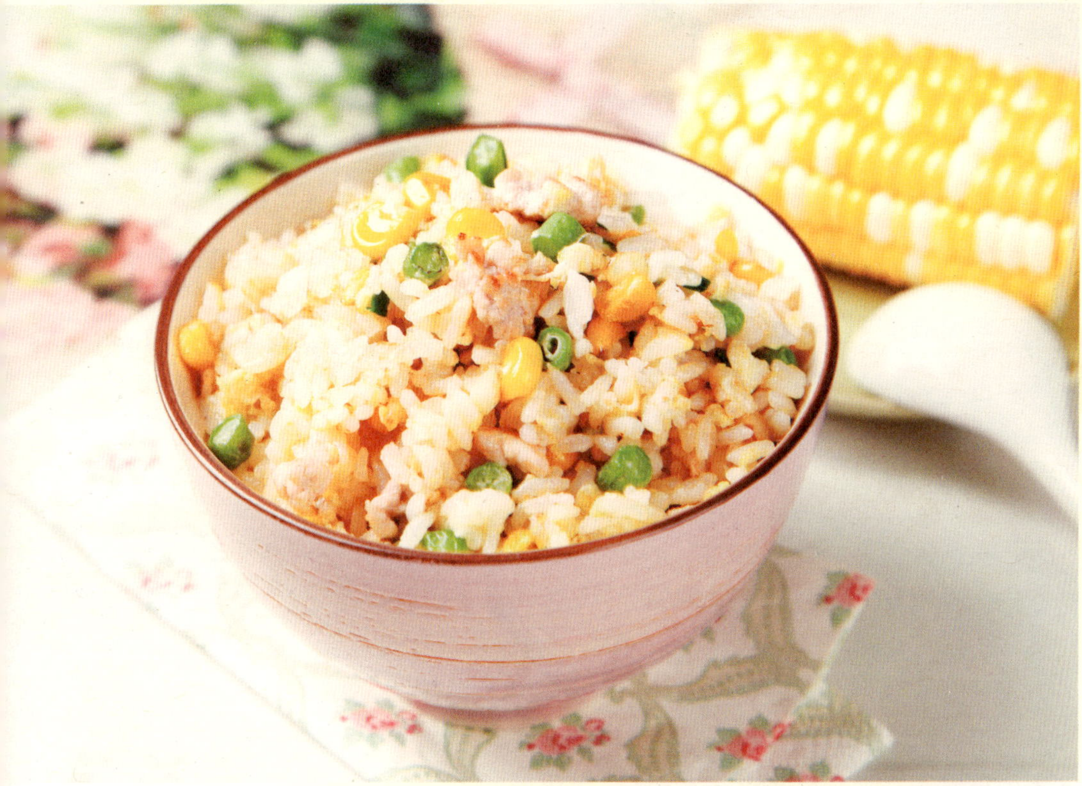

【做法】

1. 洗净的豆角切丁。
2. 热锅注油,倒入备好的肉末,炒散至微微变色,倒入切好的豆角,放入蒜末,加入玉米粒,翻炒均匀。
3. 倒入熟米饭,翻炒2分钟,让菜粒和米饭混合均匀。
4. 倒入蛋液,翻炒均匀,放入葱花,加入盐、鸡粉,炒约1分钟至入味,关火后盛出炒饭,装碗即可。

补肾滋阴·玉米胡萝卜粥

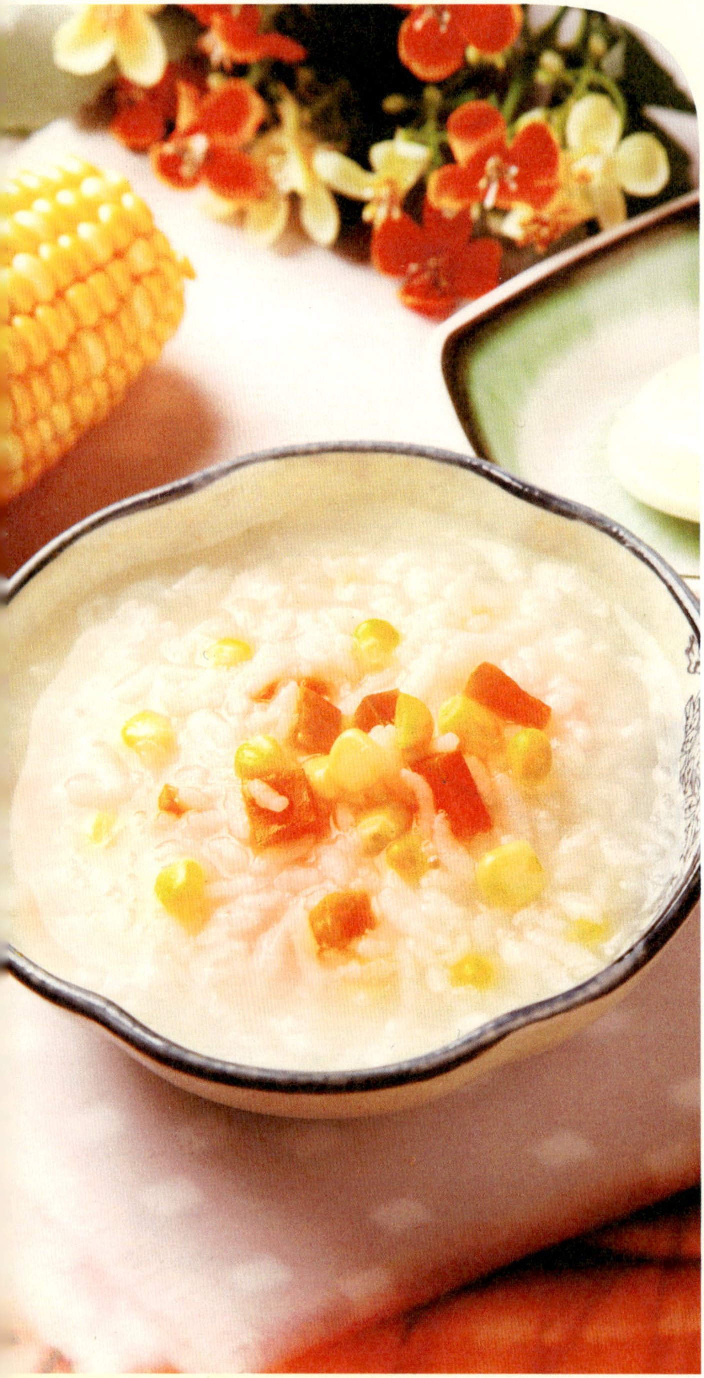

【原料】

玉米粒……………………250 克
胡萝卜……………………240 克
水发大米…………………250 克

【做法】

1. 砂锅中注入适量的清水大火烧开。
2. 倒入备好的大米、胡萝卜、玉米，搅拌片刻。
3. 盖上锅盖，煮开后转小火煮30 分钟至熟软。
4. 掀开锅盖，持续搅拌片刻至食材混合均匀。
5. 将煮好的粥盛出装入碗中即可食用。

瘦身排毒·玉米南瓜大麦粥

【原料】

- 水发大米…………200克
- 去皮南瓜…………100克
- 玉米粒……………100克
- 水发大麦…………60克

【调料】

- 食用油……………适量

【做法】

1. 洗净的南瓜切块；洗好的部分玉米粒切碎。
2. 砂锅中注入适量清水烧开，倒入切碎的玉米粒，加盖，大火煮15分钟至熟。
3. 揭盖，放入备好的大麦、大米、剩下的玉米粒，拌匀。
4. 加盖，大火煮开转小火煮40分钟至熟，揭盖，倒入南瓜，拌匀。
5. 加盖，续煮20分钟至食材熟软。
6. 揭盖，加入少许油，拌匀，关火，将煮好的粥盛出装入碗中即可。

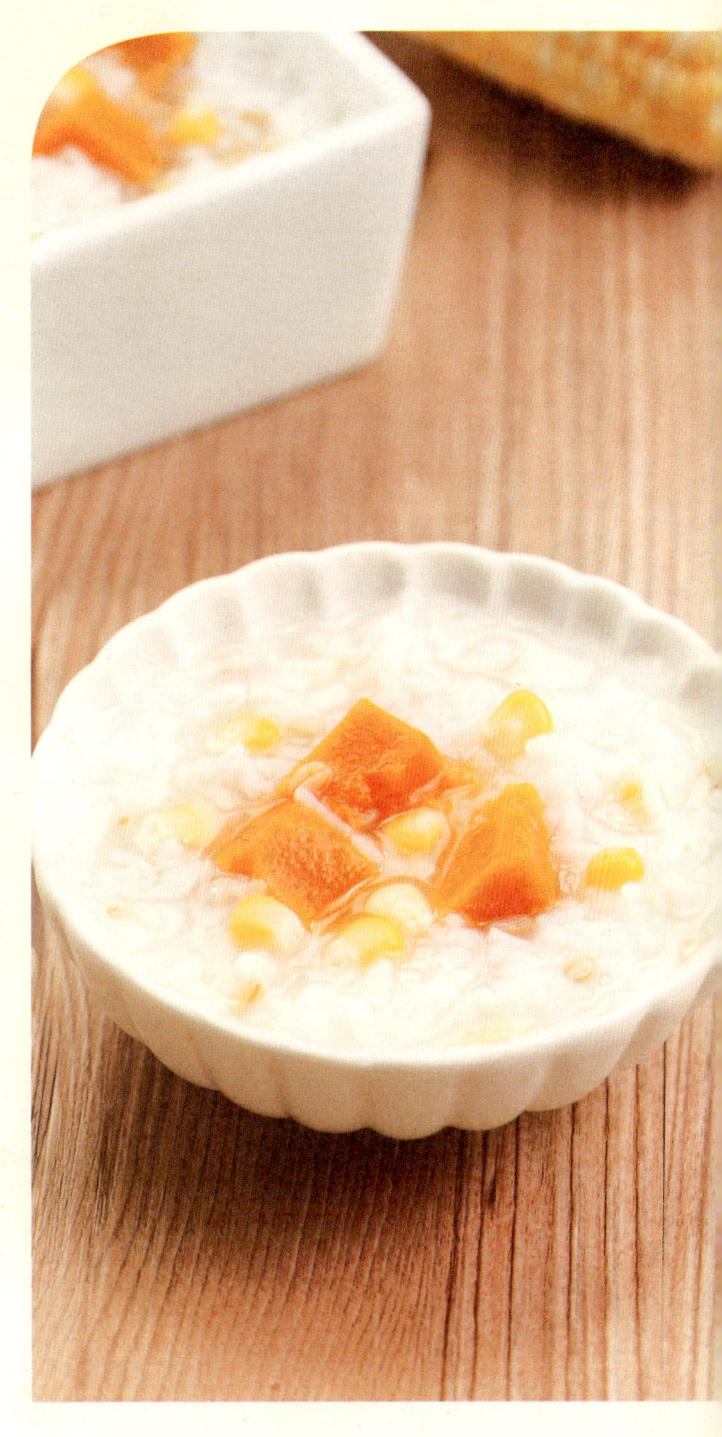

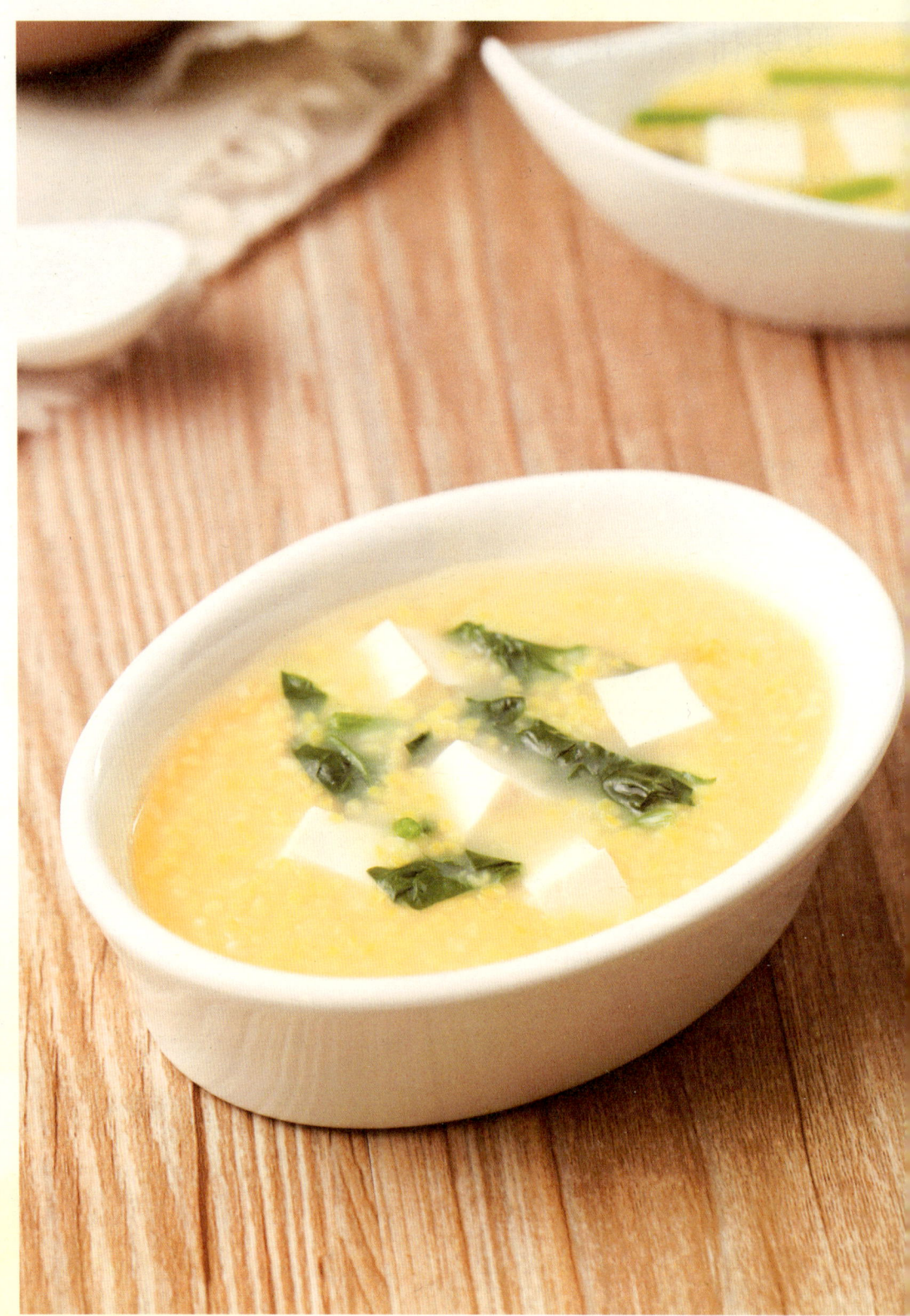

降脂开胃
豆腐菠菜玉米粥

【原料】

豆腐……………………150 克
菠菜……………………100 克
玉米碎…………………80 克

【调料】

盐………………………1 克
芝麻油…………………适量

【做法】

1. 洗净的菠菜切小段；洗好的豆腐切片，再切条形，改切成小块。
2. 锅中注水烧开，倒入切好的豆腐，拌匀，略煮一会儿，去除豆腥味，捞出焯煮好的豆腐，沥干水分，待用。
3. 沸水锅中放入菠菜段，拌匀，煮约半分钟，至其变软，捞出焯煮好的菠菜，沥干水分，待用。
4. 砂锅中注入适量清水烧开，倒入洗好的玉米碎，拌匀。
5. 揭盖，倒入焯过水的豆腐、菠菜，拌匀，加少许盐，略煮片刻。
6. 淋入适量芝麻油，拌煮片刻，至食材入味，关火后盛出煮好的玉米粥即可。

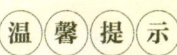

菠菜要用叶嫩小颗的，且要保留菠菜根。挑选菠菜以菜梗红短，叶子伸张良好，且叶面宽，叶柄短的为好。

TIPS: 玉米含有蛋白质、矿物质元素、维生素、亚油酸、叶黄素等成分，具有美容瘦身、降血脂、健脾益胃、延缓衰老等功效。

瘦身排毒·蔬菜玉米麦片粥

【原料】

水发大米……………90克
燕麦片………………40克
玉米粒………………90克
娃娃菜………………100克
胡萝卜………………100克
姜丝、葱花…………各少许

【调料】

盐……………………2克
鸡粉…………………2克

【做法】

1　洗净的娃娃菜切段,再切条;洗好的胡萝卜切片,再切条,备用。

2　砂锅中注入适量清水烧开,倒入备好的大米、玉米、燕麦片,拌匀。

3　盖上盖,烧开后用小火煮30分钟。

4　揭盖,倒入切好的胡萝卜、娃娃菜,拌匀。

5　放入姜丝、盐、鸡粉,拌匀,煮约2分钟至食材熟透,放入葱花,拌匀,关火后盛出煮好的粥,装入碗中即可。

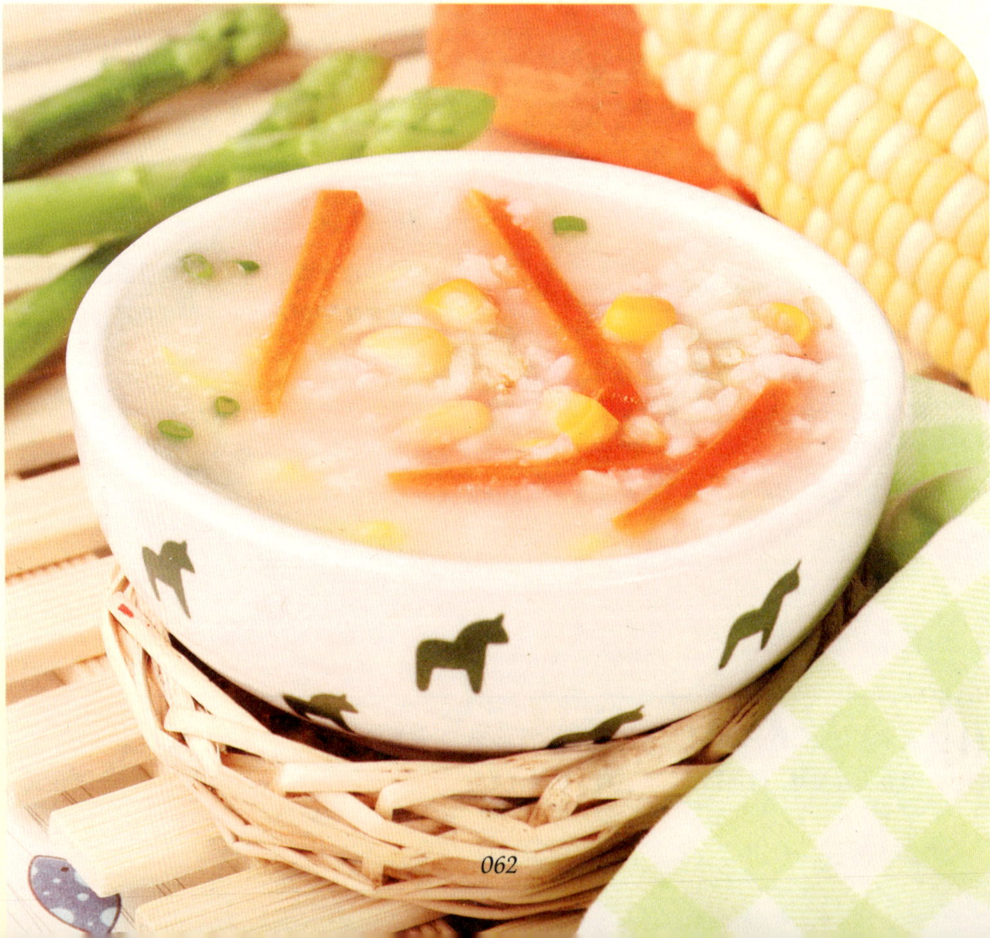

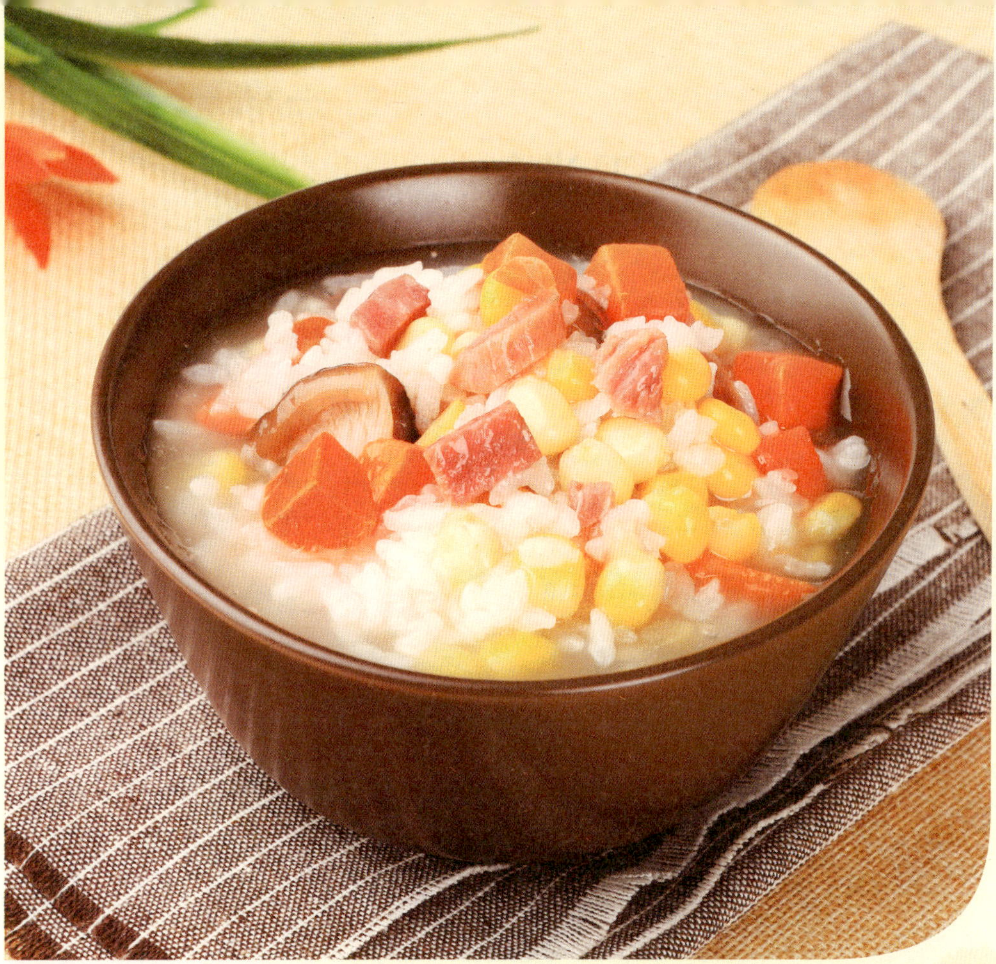

降脂瘦身·香菇玉米粥

【原料】

- 水发大米……………170克
- 玉米粒………………110克
- 胡萝卜………………90克
- 金华火腿……………40克
- 香菇…………………70克

【调料】

- 盐……………………适量

【做法】

1. 备好的火腿切粗条；洗净去皮的胡萝卜切丁；洗净的香菇切成小块。
2. 砂锅中注水，大火烧开，倒入备好的大米、玉米，放入火腿、胡萝卜、香菇，拌匀。
3. 盖上盖，大火煮开后转小火煮50分钟。
4. 掀开盖，加入少许盐，搅拌片刻，关火后将粥盛出装入碗中即可。

增强骨骼发育·玉米包

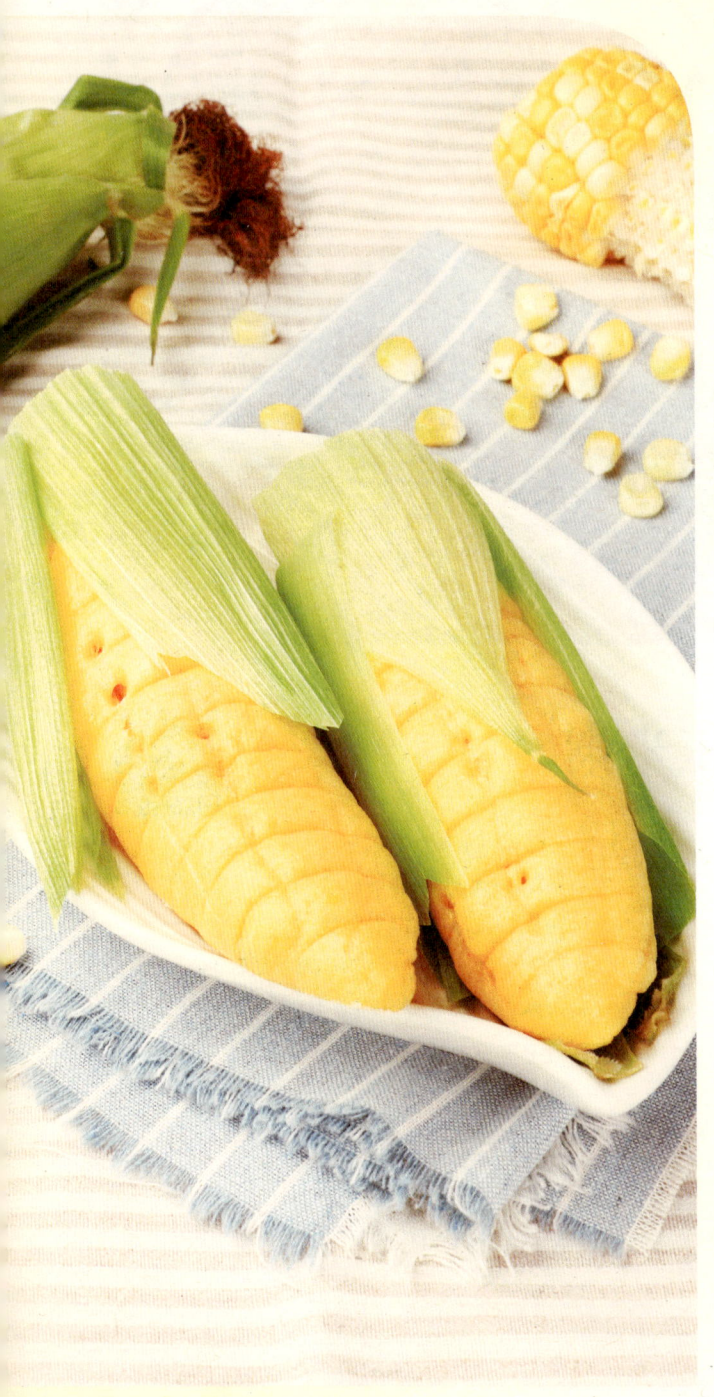

【原料】

玉米面……………70克
面粉………………95克
玉米粒……………70克
牛奶………………40毫升
玉米叶……………20克
泡打粉……………30克
酵母粉……………20克

【调料】

食用油……………适量
白糖………………30克

【做法】

1 碗中倒入90克面粉、玉米面、泡打粉、酵母粉、白糖、牛奶、少许食用油,揉成面团。

2 将面团装入碗中,用保鲜膜封住碗口,在常温下将面团发酵2个小时,取出面团。

3 手上沾上少许面粉,将面团揉成条,分成两份,擀成面皮,放入适量的净玉米粒,将面皮卷成卷,包好,制成玉米状,用刀在表面划上网格花刀,往盘中撒上适量面粉,放入玉米包生坯。

4 电蒸锅注水烧开,放入玉米包生坯,蒸15分钟,取出,用玉米叶贴在玉米包上制成玉米即成。

促进消化·玉米洋葱煎包

【原料】

- 肉末…………75克
- 玉米粒…………55克
- 洋葱末…………30克
- 高筋面粉…………150克
- 泡打粉…………15克
- 酵母…………5克
- 姜末、黑芝麻…………各少许
- 清水…………适量

【调料】

- 盐…………2克
- 鸡粉、十三香…………各少许
- 老抽…………2毫升
- 料酒…………4毫升
- 食用油…………适量

【做法】

1. 高筋面粉中加入泡打粉、酵母、清水,揉成面团。
2. 取一小碗,倒入备好的肉末、玉米粒、洋葱末、姜末、盐、鸡粉、老抽、料酒、十三香、食用油,拌匀成馅料。
3. 面团搓成条,分成小段,擀成圆饼状,盛入馅料,收口,扭出螺旋状的花纹,沾上干净的黑芝麻。
4. 用油起锅,放入生坯,煎出香味,注入清水,煎约10分钟,至其底部微黄即可。

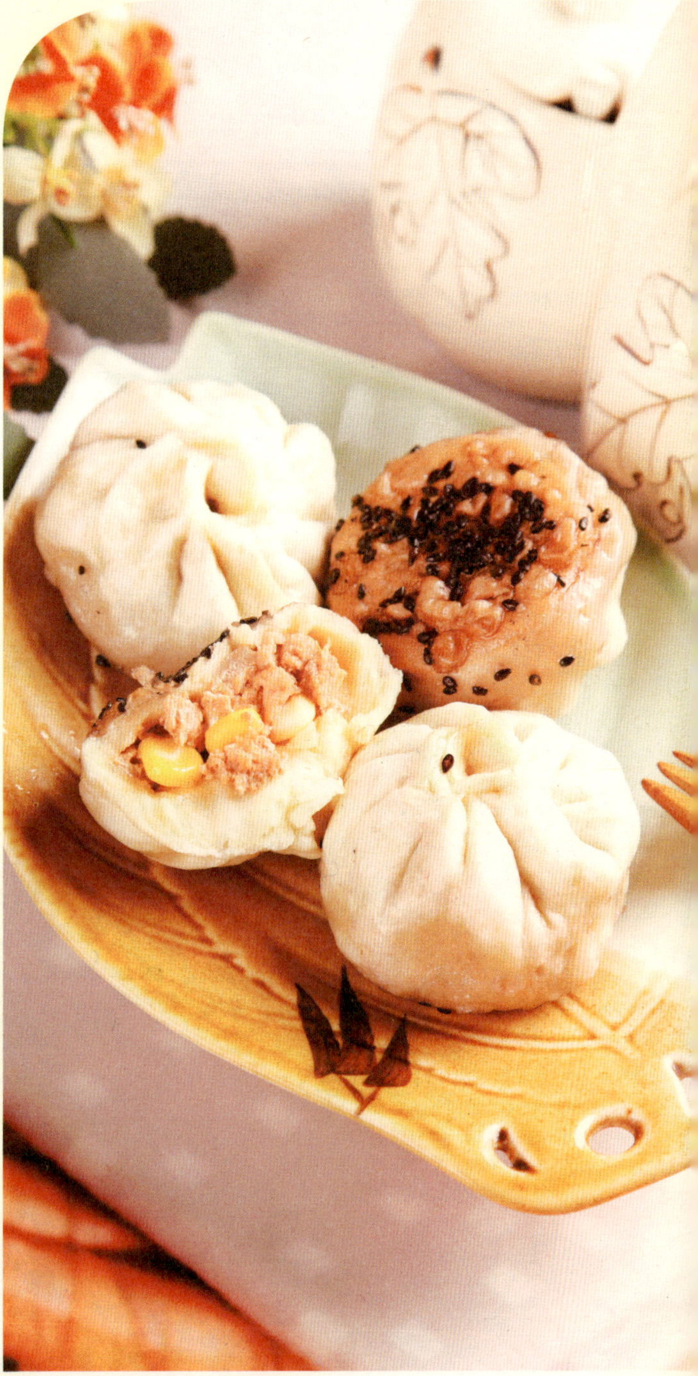

减肥强体·玉米肉末拌面

【原料】

- 面条……………175克
- 鲜玉米粒…………80克
- 黄瓜………………75克
- 猪肉末……………100克
- 西红柿丁…………20克
- 红椒圈……………少许

【调料】

- 盐…………………1克
- 鸡粉………………1克
- 生抽………………5毫升
- 料酒………………5毫升
- 食用油……………适量

【做法】

1. 将洗净的黄瓜切片，改切细丝。
2. 用油起锅，倒入猪肉末，翻炒均匀，加入料酒，炒至肉末变色。
3. 倒入西红柿丁，加入鸡粉、盐、生抽，炒至收汁，制成炸酱味料。
4. 锅中注水烧开，放入洗净的玉米粒、红椒圈，煮约2分钟后捞出，沥干水分。
5. 锅中注水烧开，放入备好的面条，拌匀，用中火煮约3分钟，捞出。
6. 取一个汤碗，放入煮熟的面条，倒入黄瓜丝，再放入焯熟的玉米粒、红椒圈，倒入肉末酱，食用时拌匀即可。

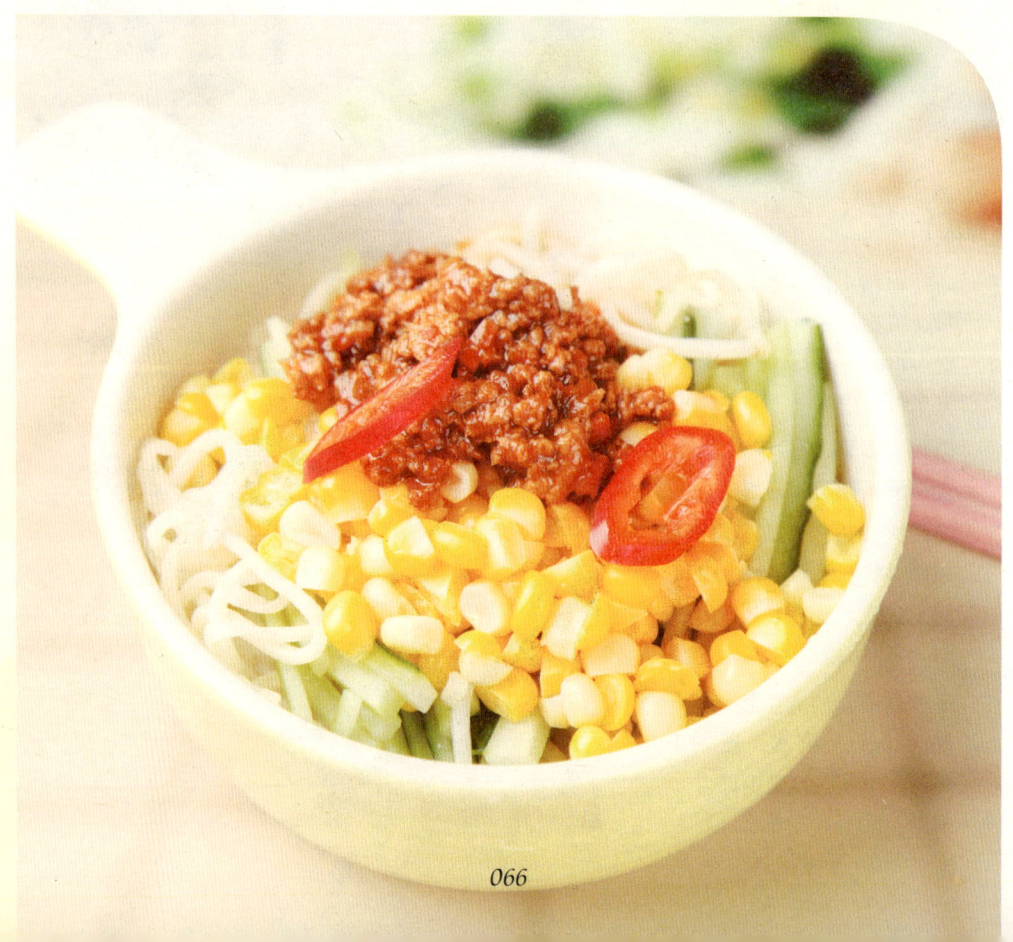

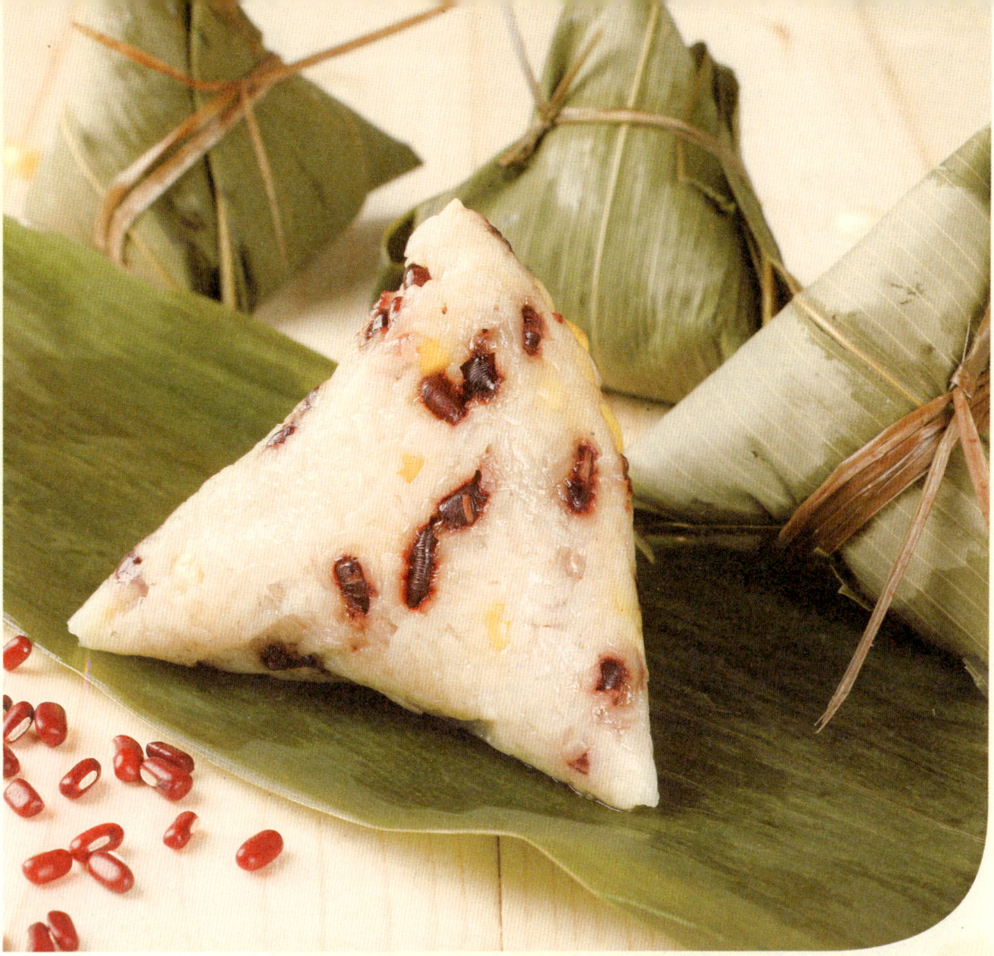

利水消肿·红豆玉米粽子

【原料】

粽叶	若干
粽绳	若干
水发糯米	160克
玉米粒	25克
水发红豆	30克

【做法】

1. 将备好的玉米粒、泡发过4小时的红豆倒入已泡发8小时的糯米中,拌成馅料。

2. 将浸泡过12个小时的粽叶铺平,剪去两端;将粽叶从中间折成漏斗状,往粽叶中放入适量的馅料,用勺子压平。

3. 将粽叶贴着馅料往下折,再将右叶边向下折,左叶边向下折,分别压住,再将粽叶多余部分捏住,贴住粽体,用浸泡过12个小时的粽绳缠紧,系牢固。

4. 电蒸锅注入适量清水烧开,放入粽子,加盖,煮1个半小时,揭盖,将煮好的粽子捞出放入盘中,剥开即可食用。

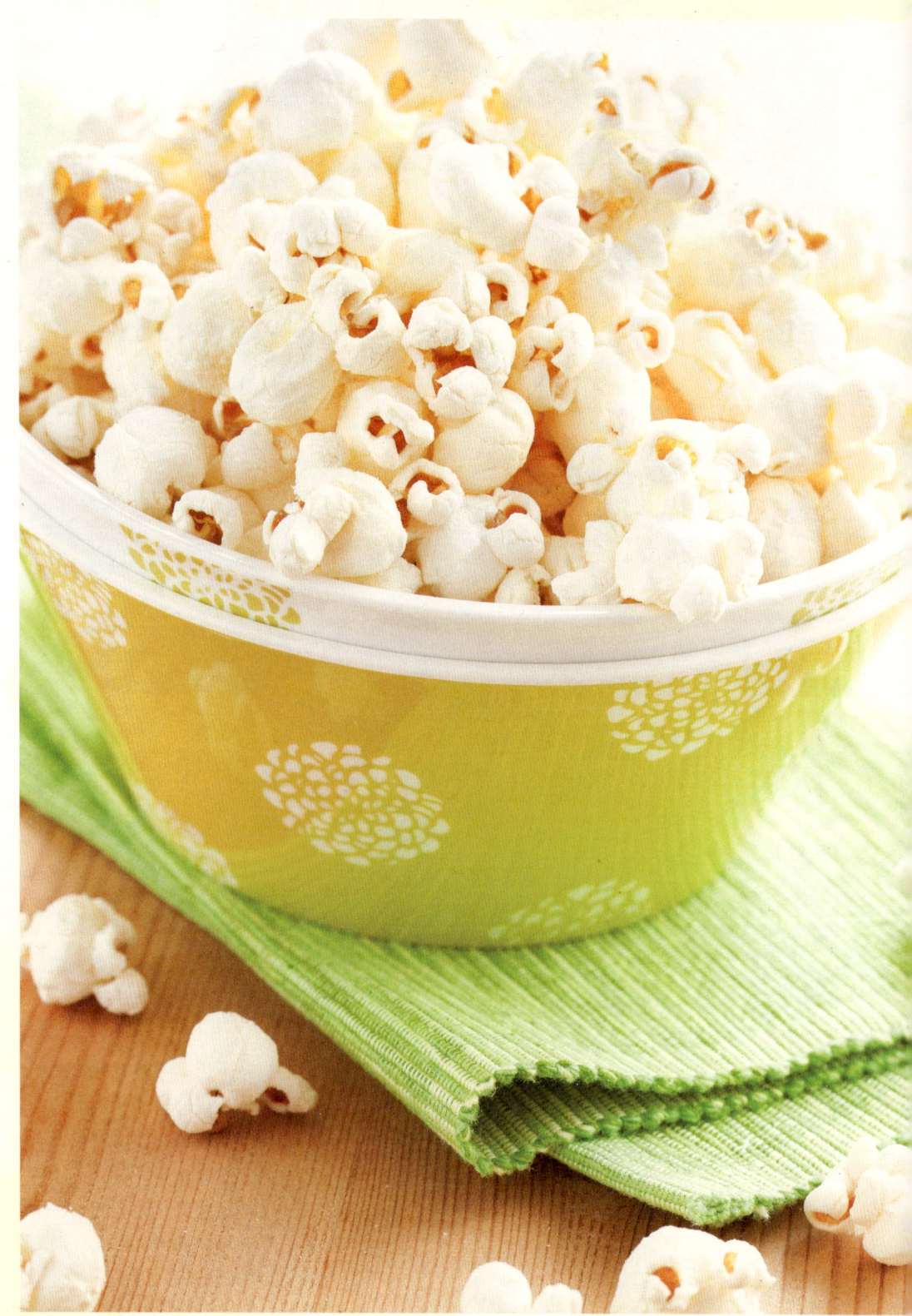

健脾益胃
微波炉爆米花

【原料】
爆米花玉米……………150 克

【调料】
白糖…………………20 克
黄油…………………20 克

【做法】

1. 把备好的黄油切成薄片，放入碗中，待用。
2. 将切好的黄油，放到微波炉里，加热 1 分钟至其融化，取出融化好的黄油。
3. 将爆米花玉米倒入融化的黄油里，再放入白糖，充分搅拌均匀，使玉米上沾上黄油，盖上盖子。
4. 放入微波炉里加热 3~4 分钟，至玉米爆开的声音结束即可。

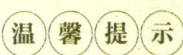

温馨提示

挑选玉米的时候，最好选七八成熟的玉米，因为，如果玉米太嫩，水分就会太多；如果太老，其中的淀粉增加，蛋白质就会相应减少。

TIPS: 玉米含纤维素，可刺激胃肠蠕动，防止便秘，还可以促进胆固醇的代谢，加速肠内毒素的排出。

清热解毒·椒盐烤玉米

【原料】
- 玉米……………………2根

【调料】
- 盐………………………3克
- 辣椒粉…………………少许
- 食用油…………………适量

【做法】

1. 玉米洗净,并刷上适量食用油。
2. 往铺上锡纸的烤盘上刷上适量的食用油,放入洗净的玉米。
3. 备好电烤箱,打开箱门,将烤盘放入其中。
4. 关上箱门,将上下管温度调至180℃,设为双管发热,时间设置为8分钟。
5. 打开箱门,将玉米翻面,再放入烤盘中。
6. 关上箱门,续烤7分钟,取出烤好的玉米,撒上盐、辣椒粉即可。

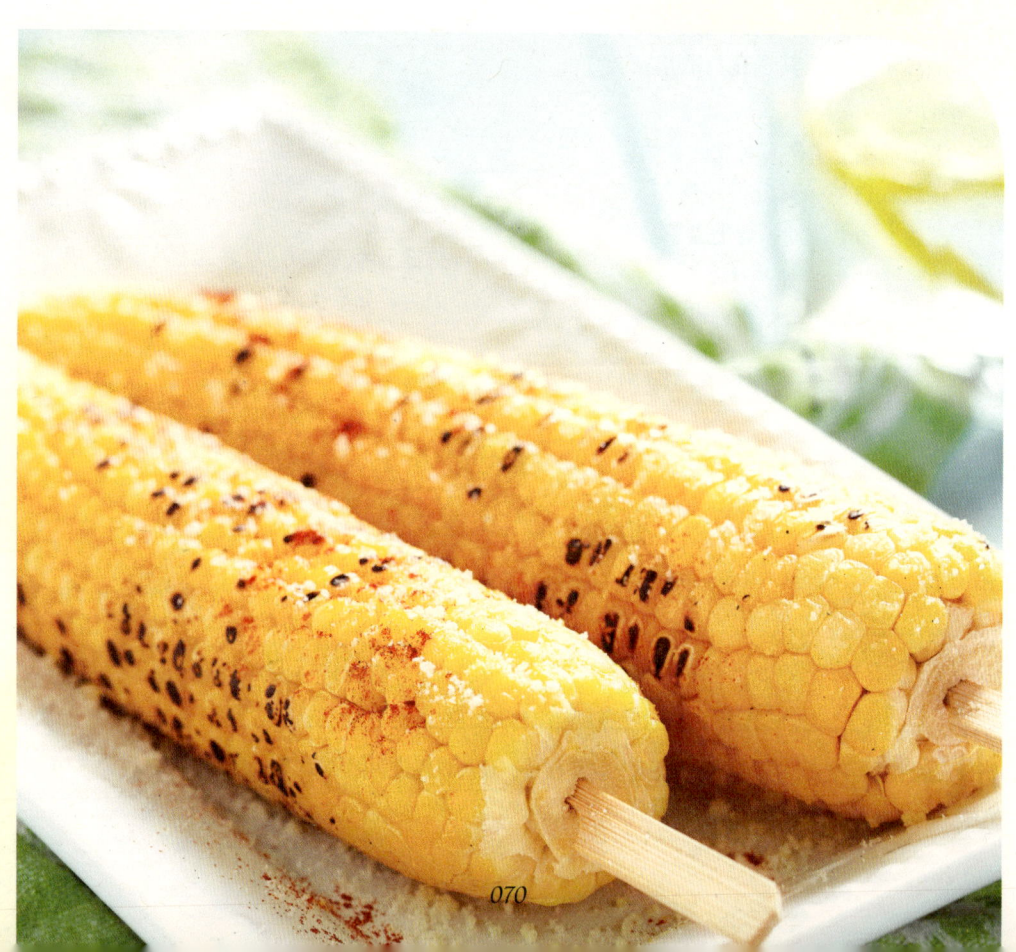

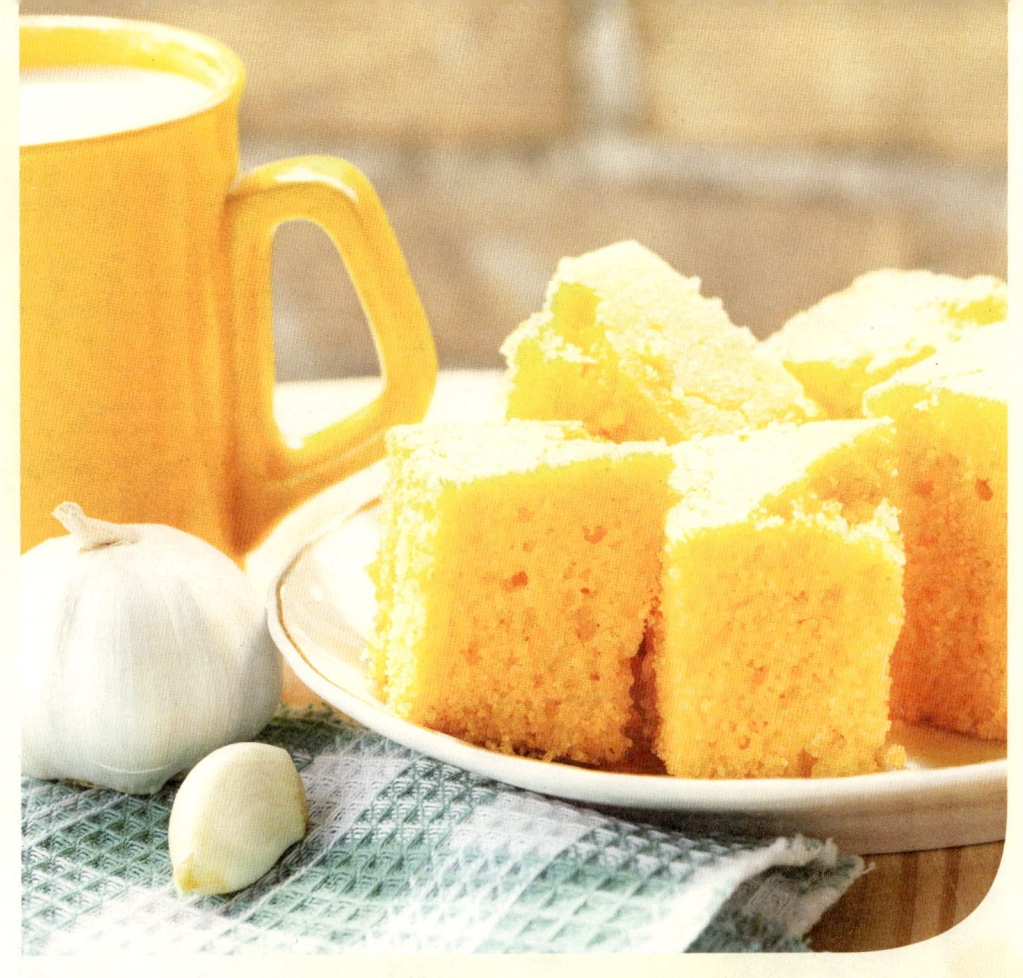

健脾益胃·玉米发糕

【原料】

面粉……………………100克
玉米面粉………………120克
玉米粒碎………………90克
酵母……………………适量
泡打粉…………………适量

【调料】

白糖……………………适量
食用油…………………适量

【做法】

1 取一大碗，倒入面粉、玉米面粉，放入玉米粒。

2 撒上白糖，加入酵母、泡打粉，拌匀，分次注入适量清水，和匀压平，用保鲜膜封住，静置至两倍大，去除保鲜。

3 取一蒸盘，刷上底油，放入发酵好的面团，铺平，做好造型。

4 备好电蒸锅，烧开后放入蒸盘，蒸约20分钟，至食材熟透，取出，分成小块即可。

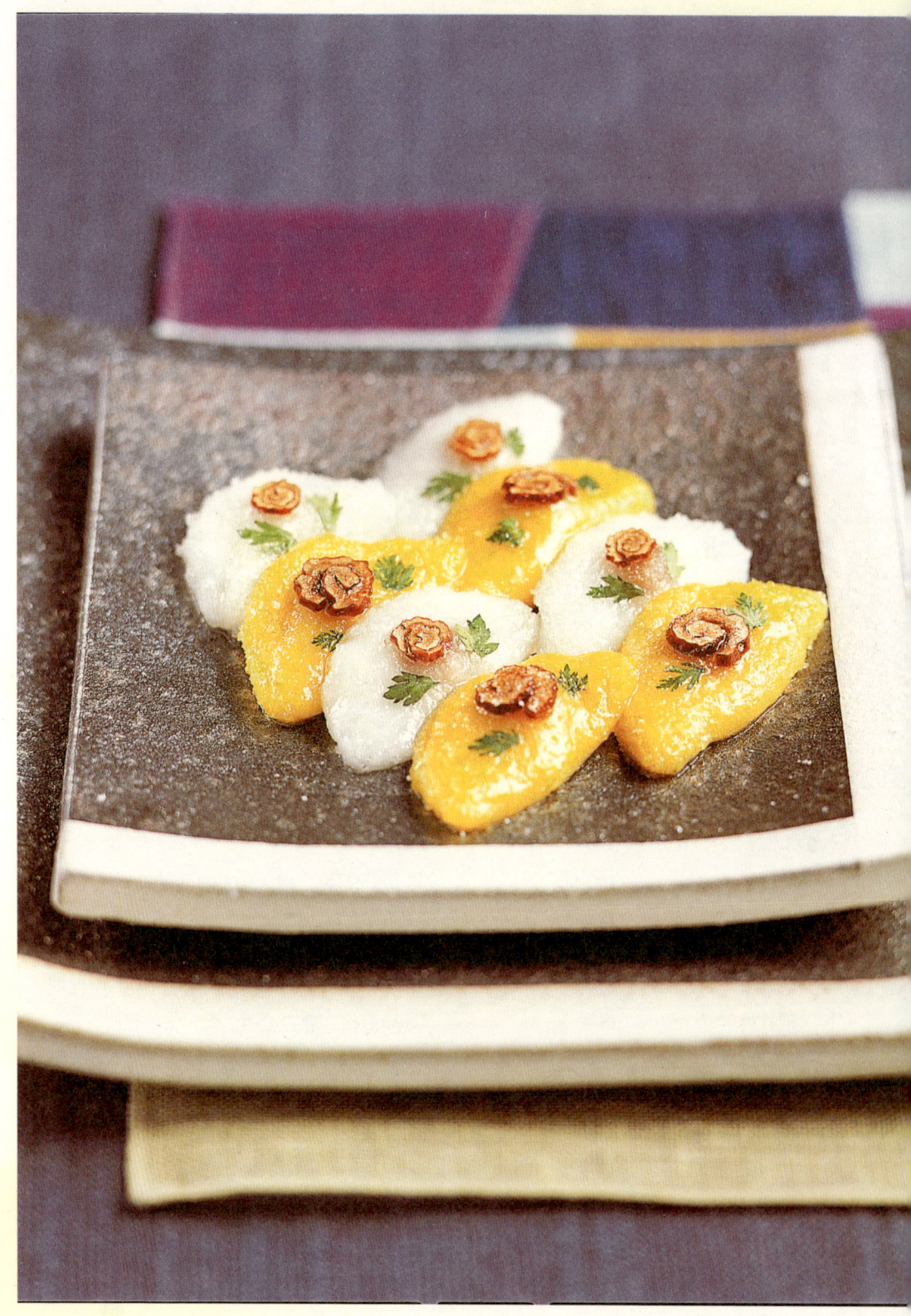

健脾益胃
金银年糕

【原料】

水发糯米………… 2杯
大枣……………… 6个
玉米粉…………… 2大勺
清水……………… 适量

【调料】

盐………………… 少许
白砂糖…………… 100克

【做法】

1. 将1杯备好的水发糯米加上少许的清水、盐、一半糖，搅拌均匀，制成白色的年糕，分成小块。
2. 将1杯备好的水发糯米加上少许的清水、盐、玉米粉、一半糖，搅拌均匀，制成黄色的年糕，分成小块。
3. 大枣洗净去核，切碎。
4. 蒸锅上火烧开，放上做好的年糕，蒸至熟。
5. 取出，再放上大枣即可。

温 馨 提 示

糯米有两个品种，一种是椭圆的，挑的时候看它是否粒大饱满。还有一种是细长尖尖的，这种挑的时候要看是否发黑或坏掉，出现此情况则不宜购买。

玉米含蛋白质、糖类、钙、磷等营养物质，与糯米同食，有补中

TIPS: 益气、健脾养胃的作用。

帮助胃肠蠕动·奶香玉米饼

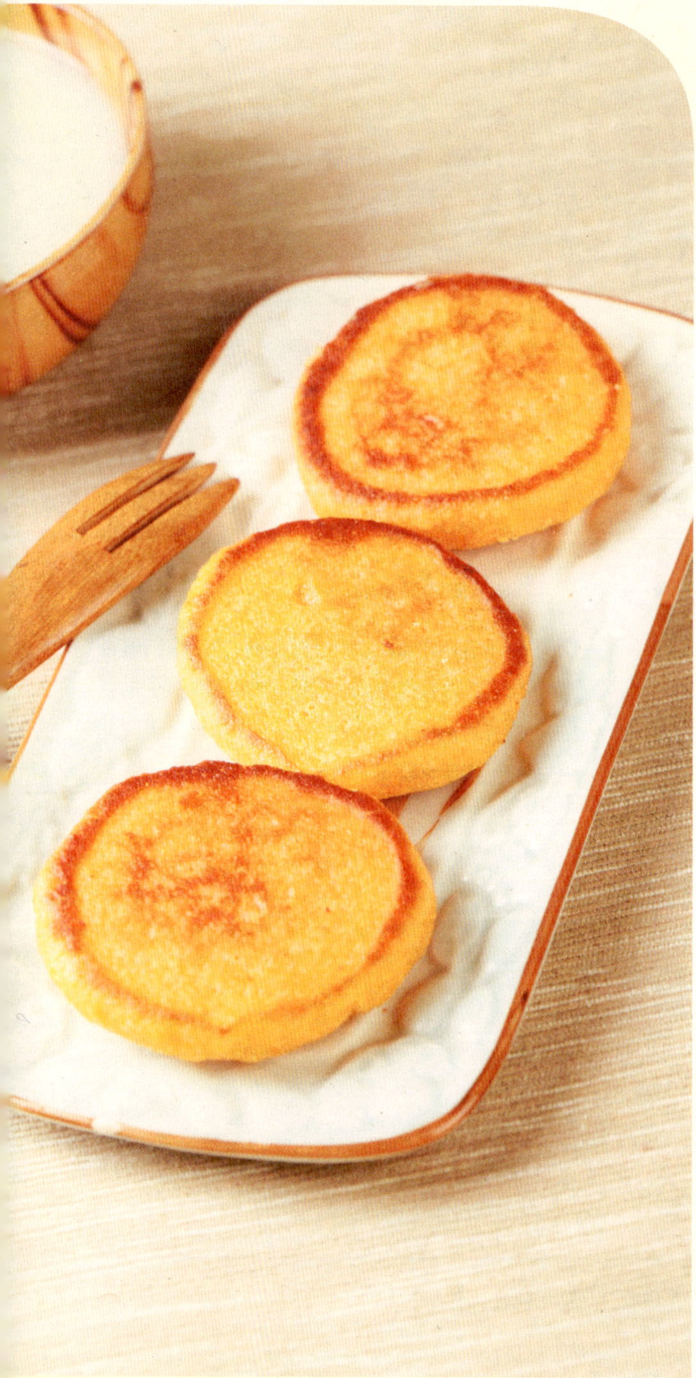

【原料】

鸡蛋……………………1个
牛奶……………………100毫升
玉米粉…………………150克
面粉……………………120克
泡打粉…………………少许
酵母……………………少许

【调料】

白糖……………………适量
食用油…………………适量

【做法】

1. 将玉米粉、面粉放入大碗中,再倒入泡打粉、酵母,加入少许白糖,搅拌匀。

2. 打入鸡蛋,拌匀,倒入牛奶,搅拌匀,分次加入少许清水,搅拌匀,使材料混合均匀,呈糊状,盖上湿毛巾静置约30分钟,使其发酵。

3. 揭开毛巾,取出发酵好的面糊,注入少许食用油,拌匀,备用。

4. 煎锅置于火上,刷上少许食用油,大火烧热,转小火,将面糊做成数个小圆饼放入煎锅中。

5. 转中火煎出香味,晃动煎锅,翻转小面饼,用小火煎至两面熟透,关火后盛出煎好的面饼,装入盘中即可。

清热解毒·玉米苦瓜煎蛋饼

【原料】

玉米粒……………100克
苦瓜………………85克
高筋面粉…………30克
玉米粉……………15克
鸡蛋液……………130克

【调料】

盐…………………少许
鸡粉………………2克
胡椒粉……………适量
食用油……………适量

【做法】

1. 将洗净的苦瓜切片。
2. 锅中注水烧开,倒入洗净的玉米粒,焯约1分钟,倒入苦瓜片,搅匀,再煮一会儿,至食材断生后捞出,沥干水分,待用。
3. 鸡蛋液倒入碗中,搅散,加入焯过水的材料,放入高筋面粉、玉米粉,拌匀。
4. 加少许盐、鸡粉,撒上适量胡椒粉,快速搅拌匀,制成蛋糊。
5. 用油起锅,倒入蛋液,铺开、摊平,转中火煎成饼形,再翻转蛋饼,煎至两面熟透,取出,分切成小块即可。

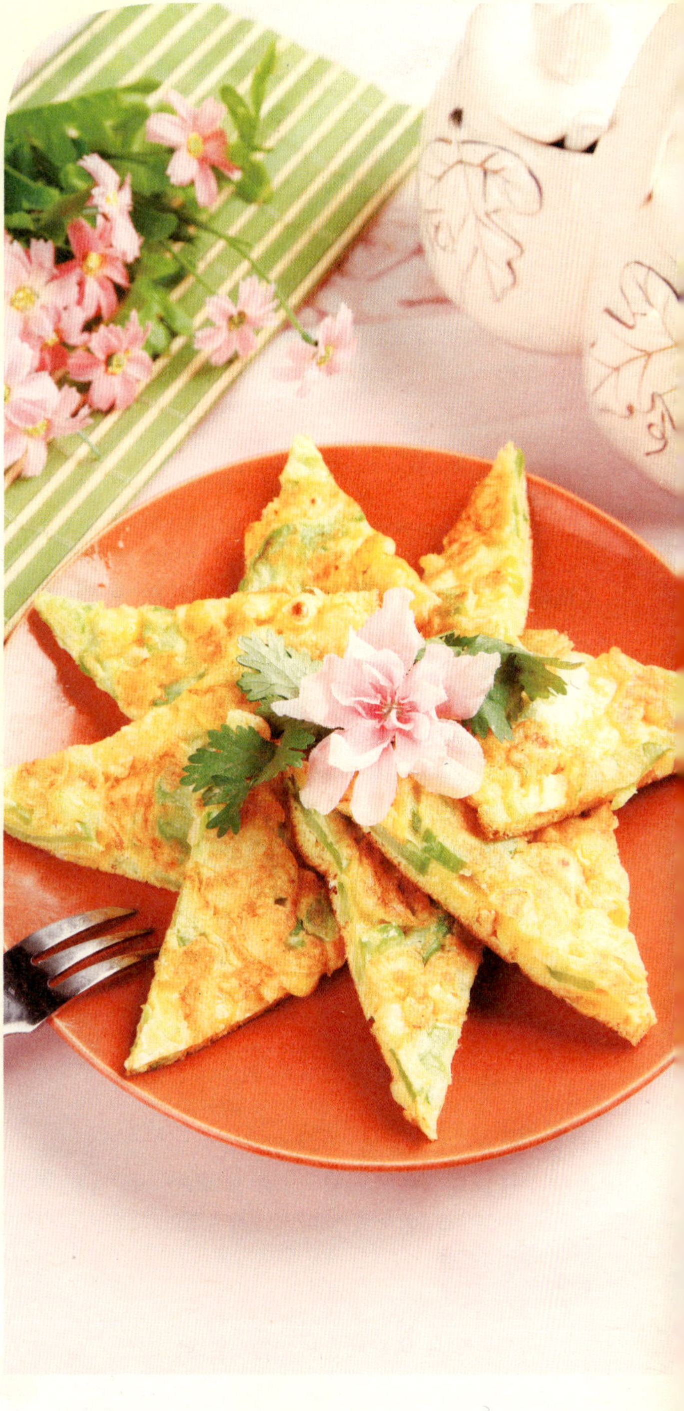

润肠通便·迷你玉米饼

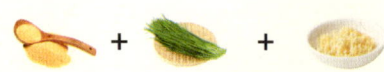

【原料】

高筋面粉……………150 克
玉米粉………………80 克
韭菜…………………少许
泡菜…………………少许
蒜泥…………………适量
青葱末………………适量
清水…………………适量
猪肉…………………适量

【调料】

盐……………………2 克
生抽…………………3 毫升
辣椒粉………………少许
芝麻油………………少许
葡萄籽油……………适量

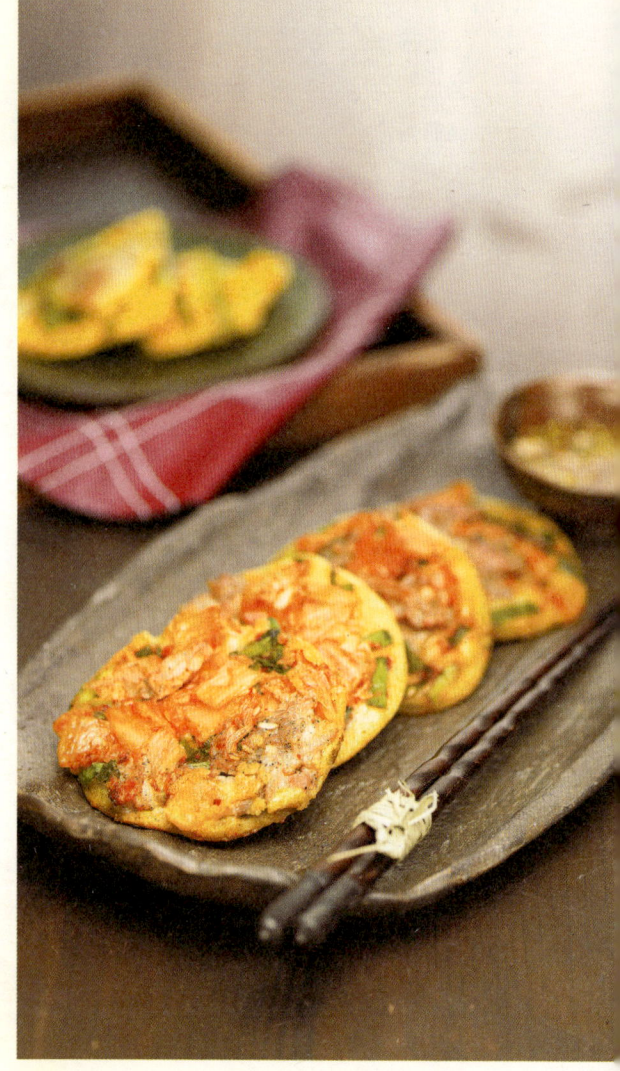

【做法】

1. 将备好的高精面粉、玉米粉倒入大碗中,倒入清水和少许盐后搅匀成面糊。
2. 猪肉洗净切丝;韭菜、泡菜均洗净,切成条状;切好的食材加盐、生抽、辣椒粉、芝麻油、蒜泥、青葱末拌匀。
3. 拌好的面糊中加入搅拌好的食材,拌匀。
4. 烤盘上淋葡萄籽油,放入面糊烤成饼状即可食用。

促进消化·玉米青豆薄饼

【原料】
- 青豆、玉米粒………各50克
- 鸡蛋………1个
- 奶酪………2片
- 低筋面粉………50克
- 牛奶………100毫升

【调料】
- 盐………2克
- 黑胡椒粉………5克
- 椰子油………10毫升

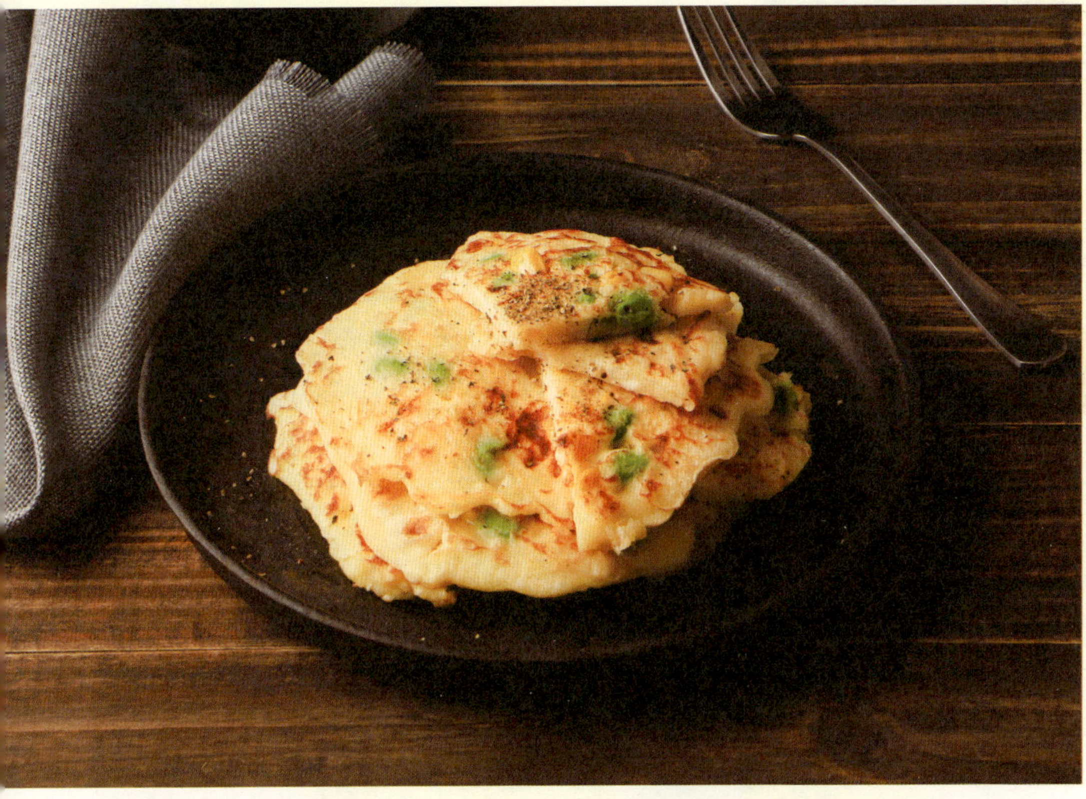

【做法】

1. 取大碗，倒入牛奶，放入奶酪片，打入鸡蛋，搅拌均匀。
2. 倒入洗净的玉米粒、青豆、一半椰子油、面粉，搅拌均匀，加入盐，搅匀，制成面糊，待用。
3. 锅置火上，倒入剩余椰子油，烧热，舀适量面糊，放入锅中，煎至底部微黄，翻面。
4. 续煎1分钟至焦香熟透，剩余面糊依次煎熟，关火后将煎好的薄饼装盘，撒上黑胡椒粉即可。

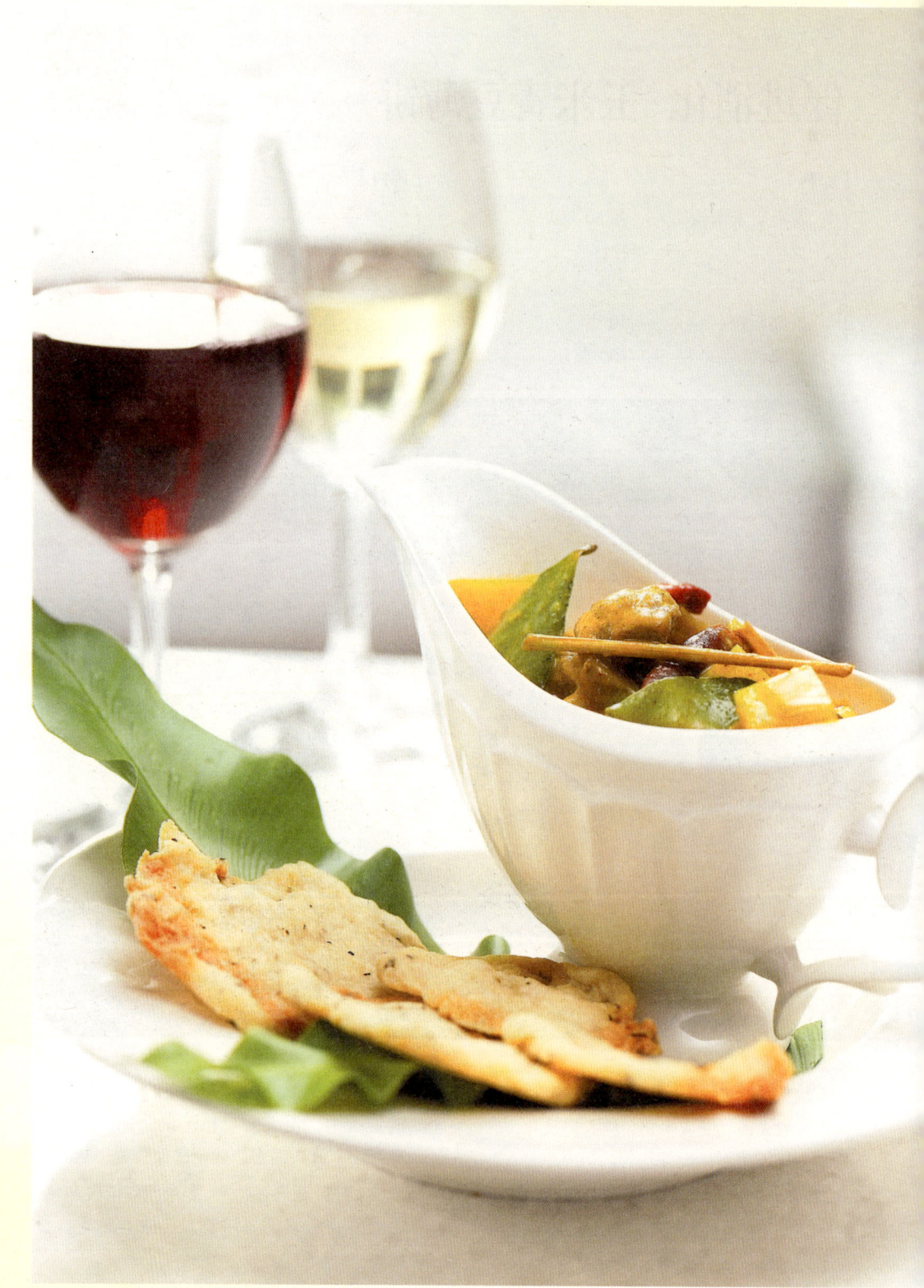

和中养胃
印度咖喱酱 & 玉米薄饼

【原料】

牛奶……………………适量
猪肉……………………200 克
土豆块…………………100 克
洋葱……………………80 克
高筋面粉………………150 克
玉米粉…………………80 克
罗勒粉…………………少许

【调料】

盐………………………3 克
胡椒粉…………………适量
橄榄油…………………适量
咖喱……………………50 克
红酒、奶油……………各适量

【做法】

1. 将高筋面粉与玉米粉、牛奶、橄榄油、罗勒粉拌匀做成玉米薄饼。
2. 将制作好的玉米薄饼放入烤箱，烤熟后取出。
3. 猪瘦肉洗净切条，加盐、胡椒粉、红酒浸泡调味。
4. 煎锅放入奶油，加热后放入猪肉、土豆、洋葱、咖喱、矿泉水搅拌均匀。
5. 加入盐、胡椒粉搅拌均匀，配饼食用即可。

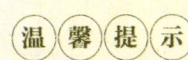

土豆分黄肉、白肉两种，黄的较粉，白的较甜。选购土豆时还要看看土豆皮有没有绿色，如有则代表有发芽的迹象，不宜选购。

TIPS: 猪肉性平、味甘，与玉米同食，有和中养胃、生津液、补肾气的作用。

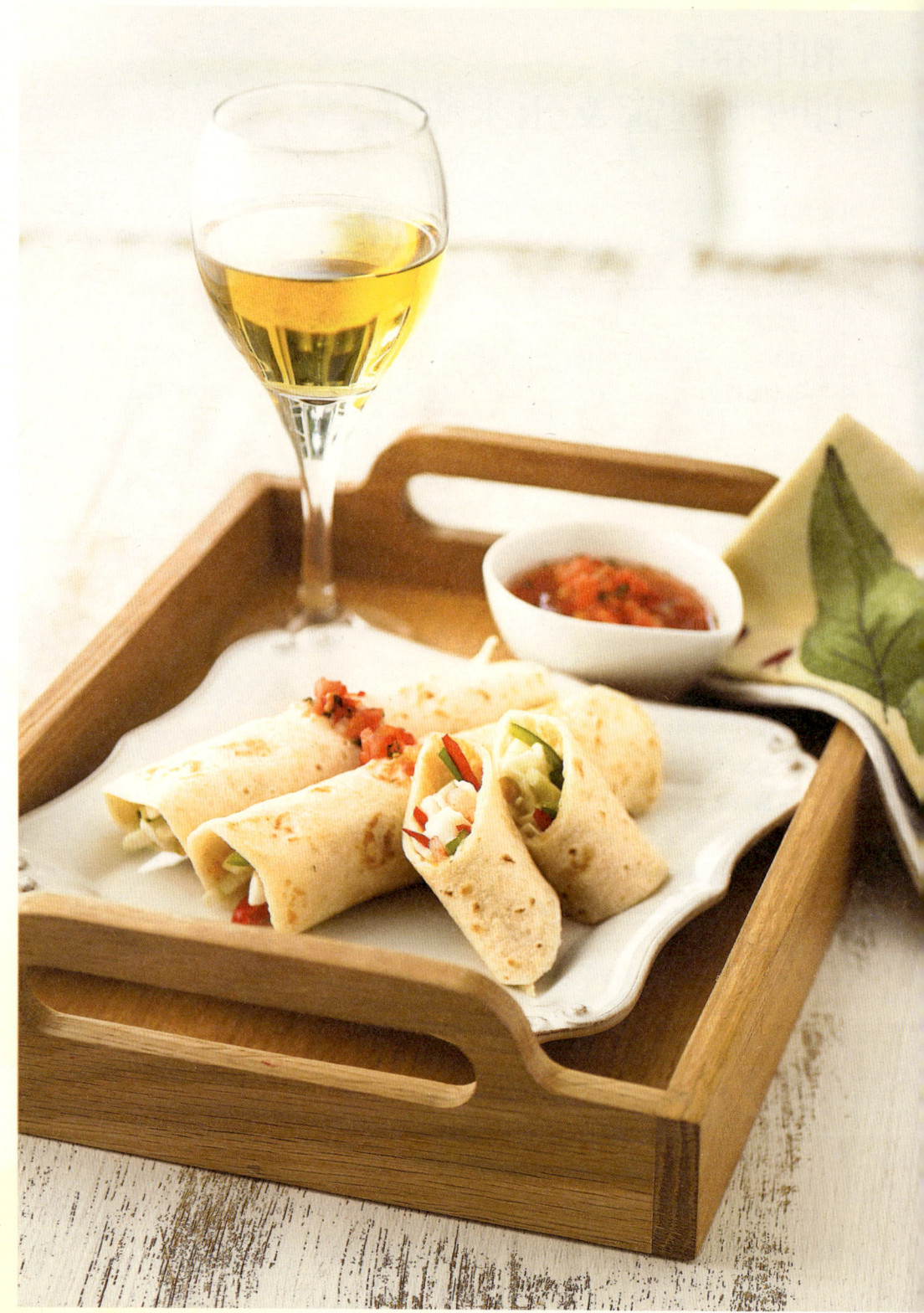

增进食欲
辣椒玉米薄饼

【原料】

玉米粉……………100克
面粉………………200克
鲜虾………………200克
包菜…………………20克
洋葱…………………50克
红色甜椒……………1个
青椒…………………1个

【调料】

盐……………………3克
食用油……………适量

【做法】

1. 玉米粉加上面粉、少许盐、清水，拌匀成玉米面糊。
2. 锅中注入少许食用油烧热，放入面糊，摊成薄饼，取出。
3. 将去壳鲜虾放入盐水中浸泡后，将水分充分沥干。
4. 包菜、洋葱、红色甜椒和青椒均洗净切丝。
5. 锅中注水烧开，放入少许盐、鲜虾、包菜、洋葱、红色甜椒和青椒，焯水后捞出。
6. 将焯好的食材放入玉米薄饼中，卷起来，切成小段即可。

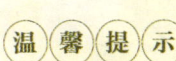

洋葱表皮越干、越光滑越好，这样的洋葱可以储存较长的时间。

TIPS: 辣椒对口腔及胃肠有刺激作用，与玉米同食，有促进消化液分泌、改善食欲的作用。

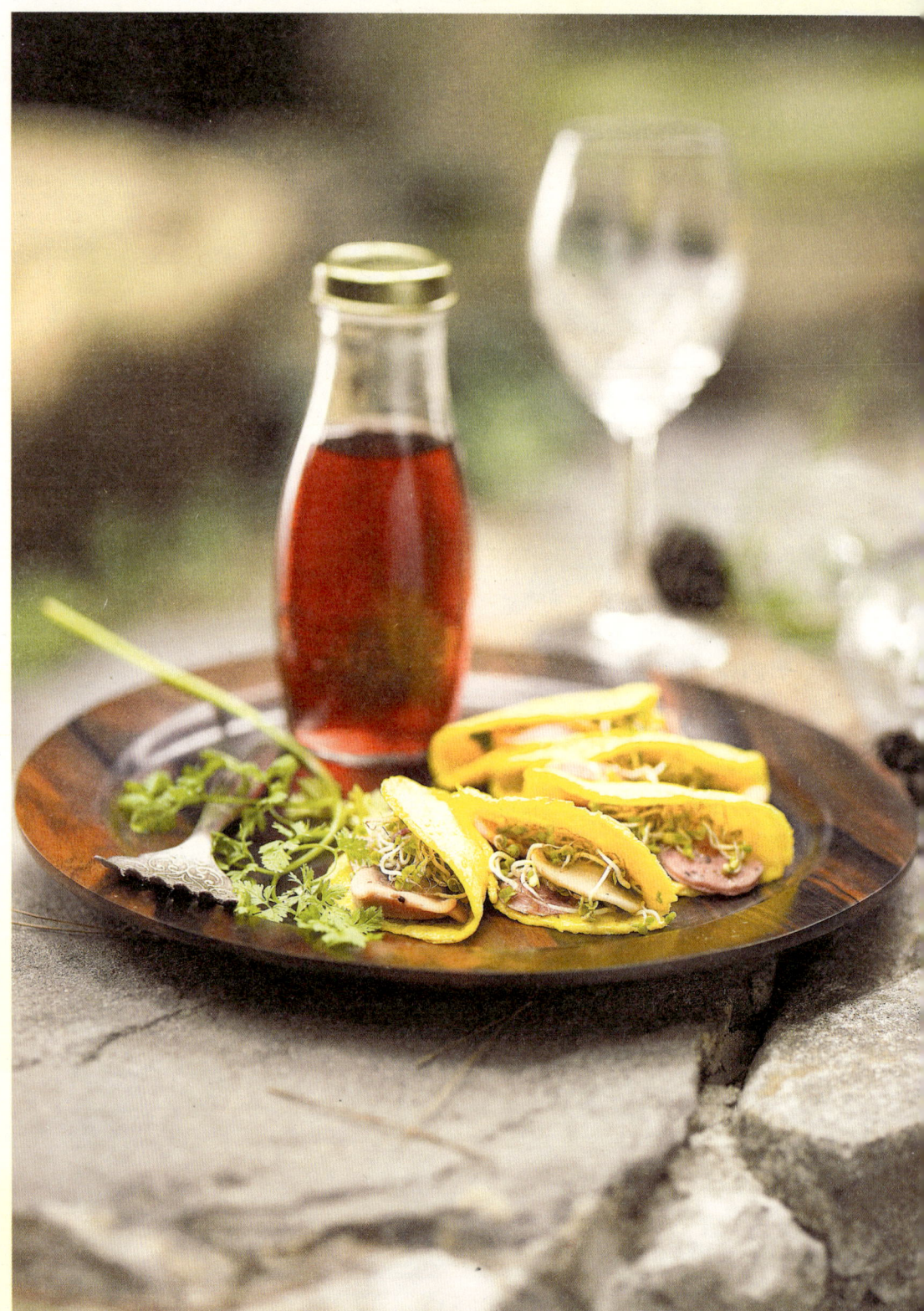

开胃消食
香肠蘑菇玉米饼

【原料】

- 玉米粉……………200 克
- 面粉………………150 克
- 香肠………………250 克
- 蘑菇………………150 克
- 豆芽………………30 克
- 鸡蛋………………1 个
- 清水………………适量

【调料】

- 盐…………………2 克
- 白胡椒粉…………3 克
- 蚝油………………适量
- 葡萄籽油…………适量

【做法】

1. 将香肠切成圆形薄片;将蘑菇洗净切成薄片;豆芽择好,洗净。
2. 玉米粉加面粉、少许清水拌匀,打入鸡蛋,搅拌均匀成面糊。
3. 锅中注油烧热,放入面糊,摊成薄圆饼,起锅,待用。
4. 起油锅,倒入香肠、蘑菇、豆芽,加蚝油、盐、白胡椒粉炒熟。
5. 盛起后放入薄饼中,对折即可。

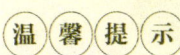

新鲜豆芽茎白、根小,芽身挺直,长短合适,芽脚不软,无烂根、烂尖现象。

TIPS: 玉米可以清肠胃、助消化,与香肠同食,还有开胃助食、增进食欲的功效。

生津益血·玉米火腿沙拉包

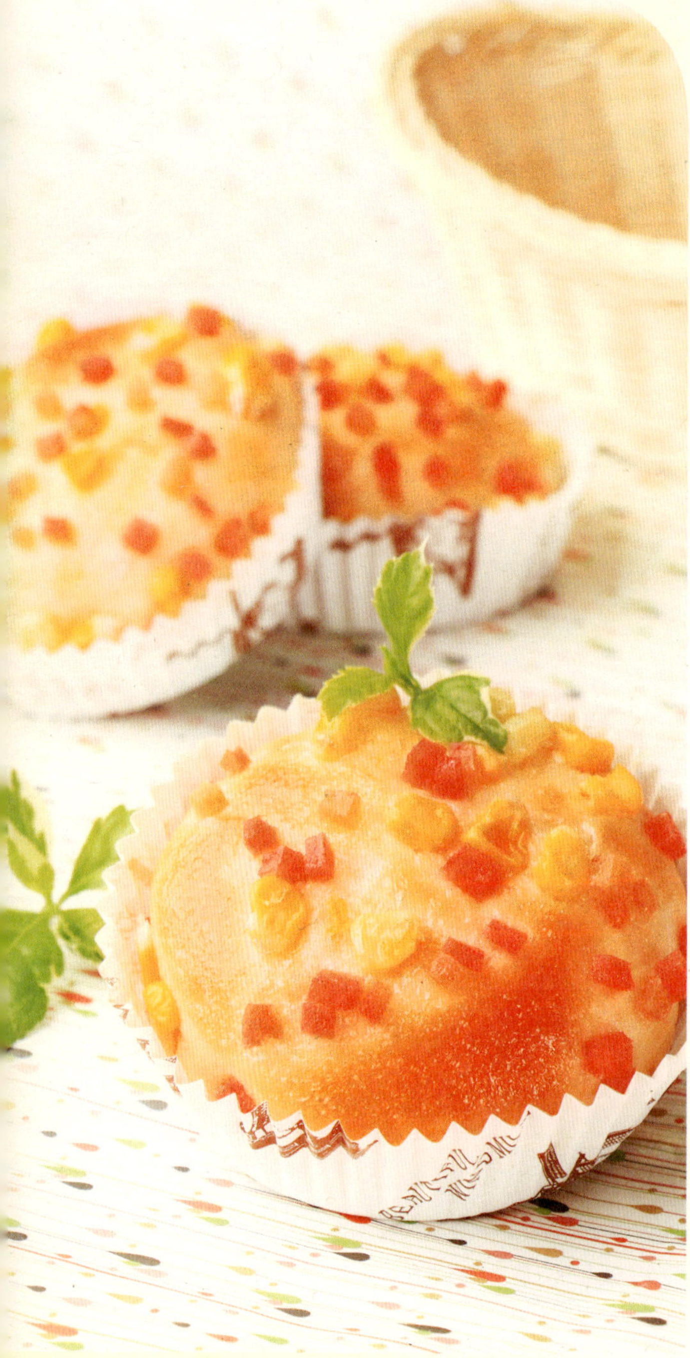

【原料】

高筋面粉……500克
奶粉……20克
鸡蛋……1个
水……200毫升
酵母……8克
玉米粒……100克
火腿丁……100克

【调料】

盐……5克
黄奶油……70克
沙拉酱……50克
细砂糖……100克

【做法】

1 将细砂糖、水倒入容器中，搅拌至细砂糖溶化，待用。

2 把高筋面粉、酵母、奶粉、糖水、鸡蛋，混合匀，揉成面团，拉平，倒入黄奶油、适量盐，揉成面团，用保鲜膜将面团包好，静置10分钟。

3 取出面团，搓圆至成四个小球，压扁，用圆形模具压成圆饼状生坯，放入备好的面包纸杯中，常温发酵2小时。

4 烤盘中放入生坯，刷上沙拉酱，撒上玉米粒，放上火腿丁，放入预热好的烤箱中，温度调至上火190℃、下火190℃，烤10分钟至熟即可。

养心益肾·玉米蛋糕杯

【原料】

奶粉……………………120克
鸡蛋……………………7个
水………………………60毫升
玉米淀粉………………100克
泡打粉…………………6克

【调料】

细砂糖…………………220克
黄奶油…………………100克
蛋糕油…………………12克

【做法】

1. 将鸡蛋、细砂糖倒入备好的大碗中,用电动搅拌器快速搅拌均匀。
2. 倒入黄奶油,快速搅拌至材料混合均匀。
3. 加入玉米淀粉、奶粉、蛋糕油、泡打粉,搅拌均匀,加入水,搅拌成纯滑的面浆。
4. 杯子中倒入适量面浆至八分满,放入烤箱中,关上箱门,以上火170℃、下火170℃烤约18分钟至熟即可。

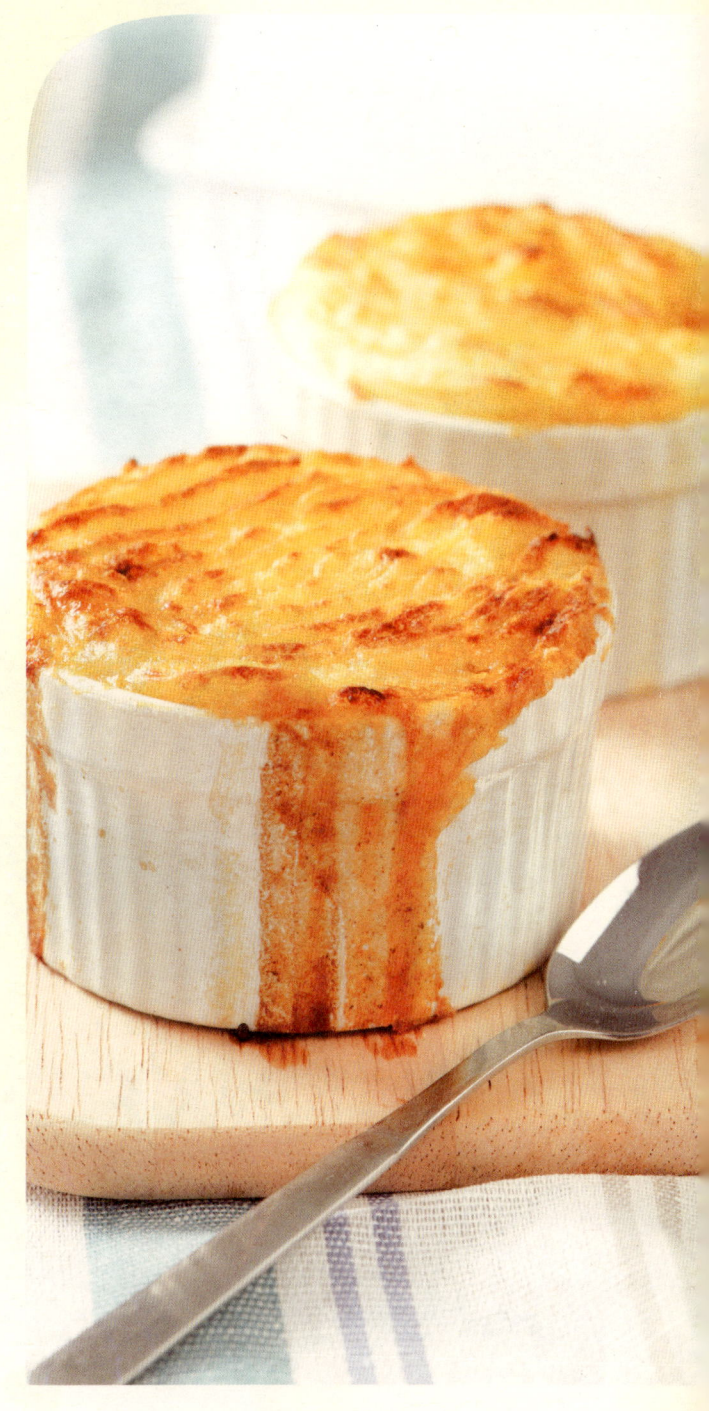

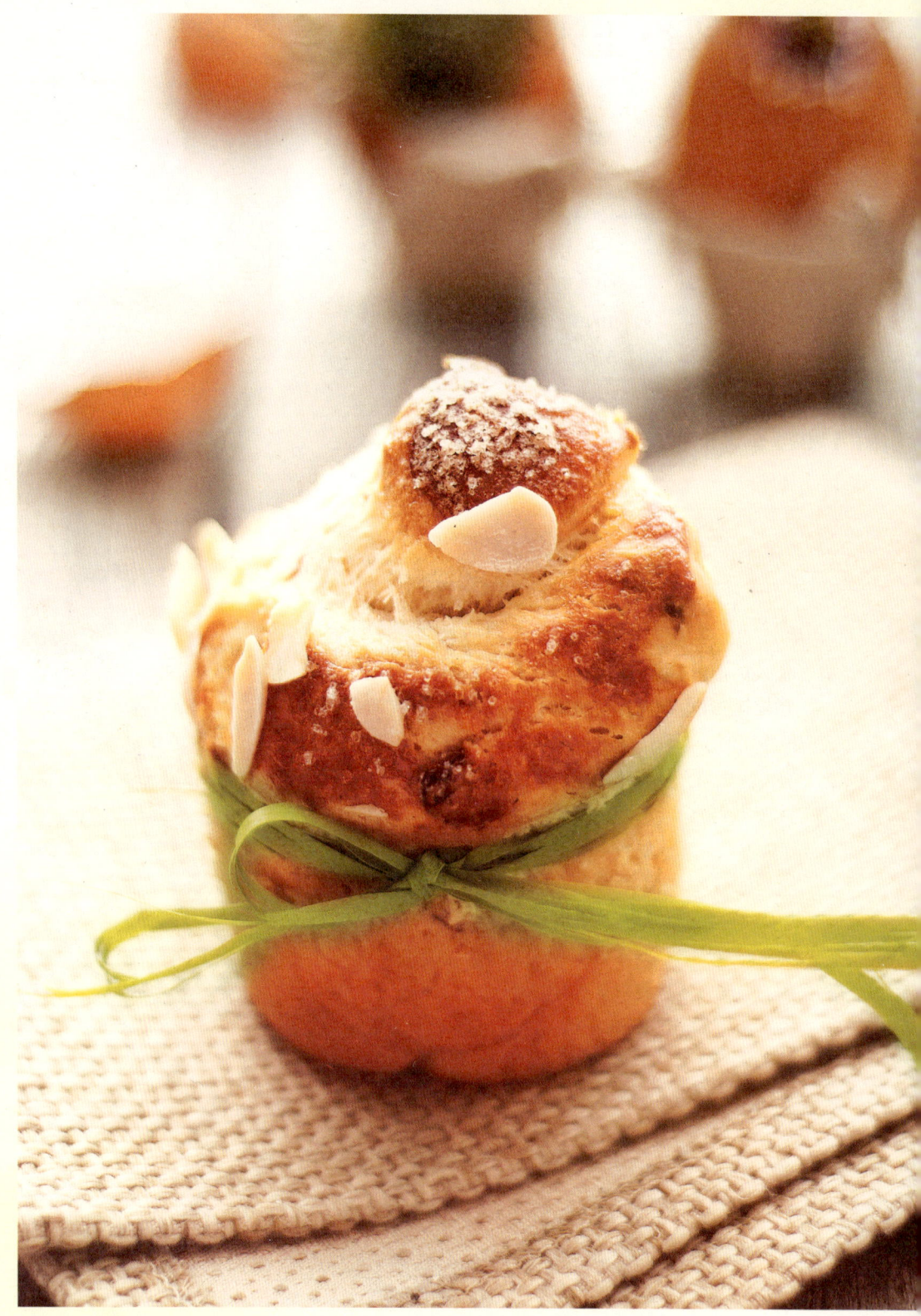

降低胆固醇
玉米杏仁蛋糕

【原料】

黄玉米粉……120 克
面粉……110 克
牛奶……200 毫升
鸡蛋……1 个
泡打粉……8 克
杏仁片……适量

【调料】

盐……2 克
白糖……70 克
蜂蜜……15 克

【做法】

1. 将过筛的玉米粉倒入容器内。
2. 倒入过筛的面粉，加入白糖、牛奶、杏仁片，搅拌均匀。
3. 加入鸡蛋、蜂蜜、盐、泡打粉稍微搅拌一下，放入备好的纸杯中，待用。
4. 烤箱180℃预热5分钟，再放入纸杯蛋糕，烤20分钟左右取出即可食用。

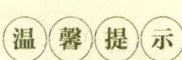

用手拿起鸡蛋摇晃一下，没有响动的鸡蛋可以存放较长时间。

TIPS: 玉米含不饱和脂肪酸，杏仁含有丰富的黄酮类和多酚类成分，二者同食可以降低血浆胆固醇浓度。

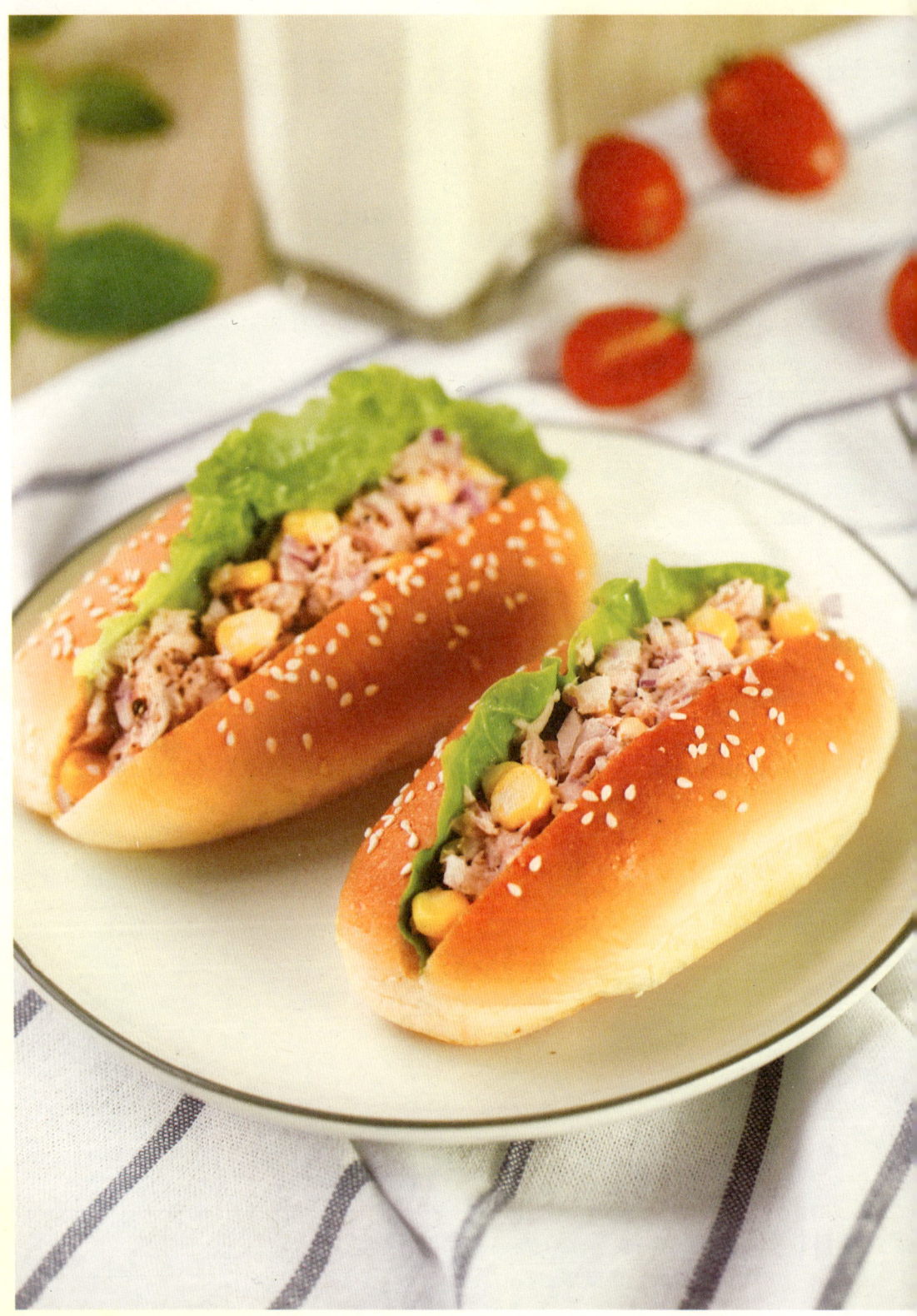

补充钙质
金枪鱼沙拉堡

【原料】

    汉堡面包·············2 个
    罐装金枪鱼··········50 克
    玉米粒···············50 克
    生菜叶···············2 片
    紫洋葱末············20 克

【调料】

    美乃滋···············1 大匙
    白糖··················4 克
    黑胡椒粉············4 克

【做法】

1. 将罐装金枪鱼的汤汁沥干，捞出金枪鱼碎。
2. 将备好的玉米用清水洗净，捞出，沥干水分。
3. 将备好的金枪鱼倒入碗中，再加入玉米、洋葱末拌匀。
4. 加入美乃滋、白糖、黑胡椒粉，搅拌均匀。
5. 将汉堡面包放进烤箱略烤至热，取出后从中间横剖开，于中间依序放上拌好的食材及生菜叶即可食用。

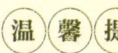

温 馨 提 示

保存洋葱的时候要远离水源以及潮湿的地方，以免洋葱发芽。

TIPS: 金枪鱼富含钙质，与玉米同食，有助于牙齿和骨骼的健康。

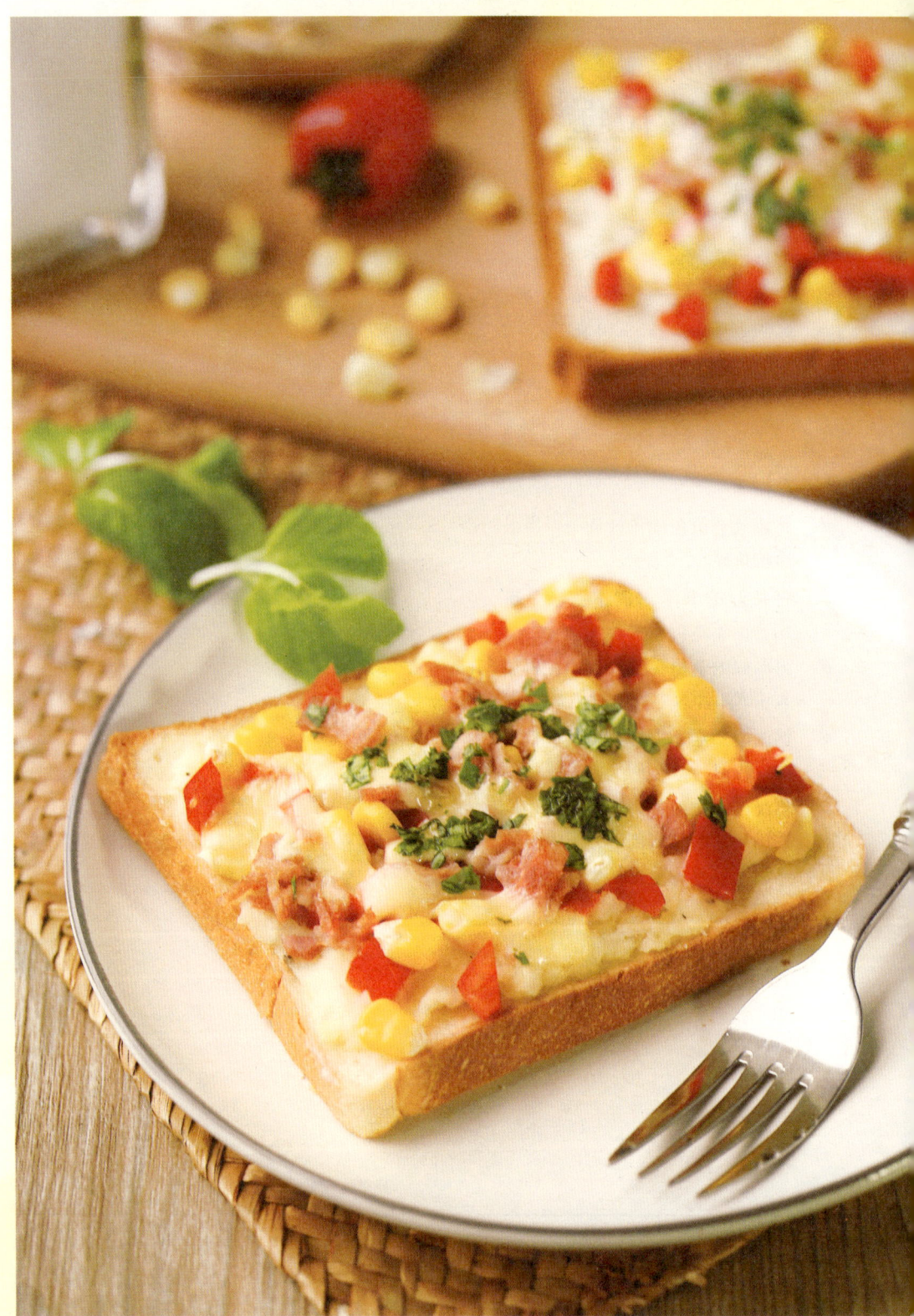

宽肠通便
土豆泥培根吐司

【原料】

土豆…………1个
培根…………1片
吐司…………1片
红甜椒…………1/4个
玉米粒…………20克
香芹…………1根
奶酪丝…………20克
牛奶…………100毫升

【调料】

盐…………少许
黑胡椒粉…………少许
奶油…………适量

【做法】

1. 吐司涂上奶油,放入190℃的烤箱中,烤至双面上色备用。
2. 土豆洗净去皮,放入电蒸锅中蒸熟,取出后趁热压成泥。
3. 再加入牛奶、奶油、盐、黑胡椒粉搅拌均匀。
4. 红甜椒洗净切丁;香芹洗净切碎;培根片切丁,备用。
5. 将土豆泥均匀抹在烤好的吐司上,再加入红甜椒丁、玉米粒、培根丁,最后撒上奶酪丝。
6. 将吐司片放入约180℃的烤箱中,烤至奶酪丝融化,再撒上香芹碎装饰即可。

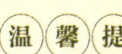

无论哪种芹菜,颜色浓绿的不宜购买,因为颜色浓绿说明生长期间干旱缺水,生长迟缓,粗纤维多,吃口老。

TIPS: 玉米富含膳食纤维,土豆是非常好的高钾低钠食品,二者同食,有助于减肥瘦身。

延缓衰老·玉米三明治

【原料】

- 甜玉米粒……………… 30 克
- 去边白吐司…………… 3 片
- 罐头金枪鱼…………… 150 克
- 小黄瓜丝……………… 20 克
- 奶酪丝………………… 100 克
- 紫洋葱片……………… 100 克

【调料】

- 美乃滋………………… 1 大匙

【做法】

1. 将金枪鱼从罐头中取出沥干。
2. 再往金枪鱼中加入洗净的甜玉米粒和 1/2 大匙的美乃滋拌匀备用。
3. 吐司一面撒上奶酪丝,放入烤箱内以 200℃烤约 5 分钟至金黄色后取出。
4. 另一面涂上 1/2 大匙美乃滋。
5. 依序叠上 1 片吐司、小黄瓜丝、紫洋葱片、1 片吐司、金枪鱼玉米粒酱、1 片吐司,最后沿斜对角切开即可。

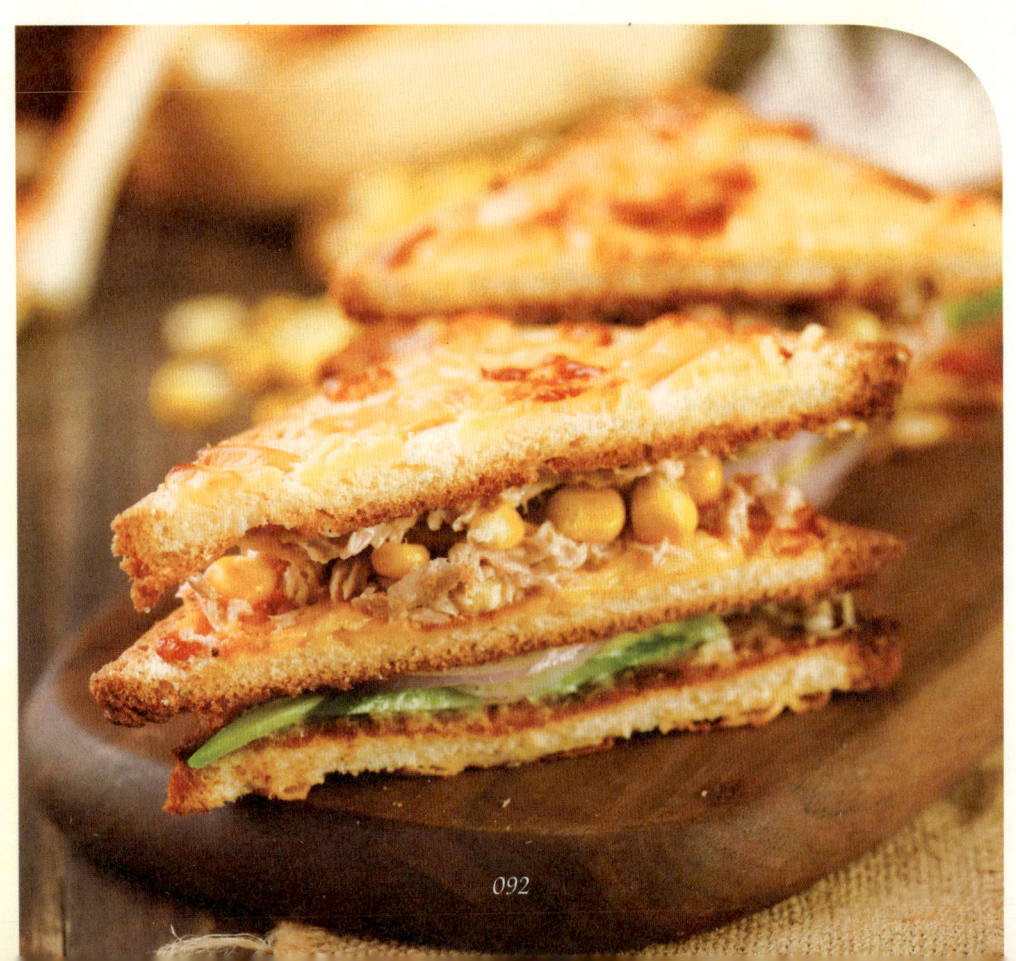

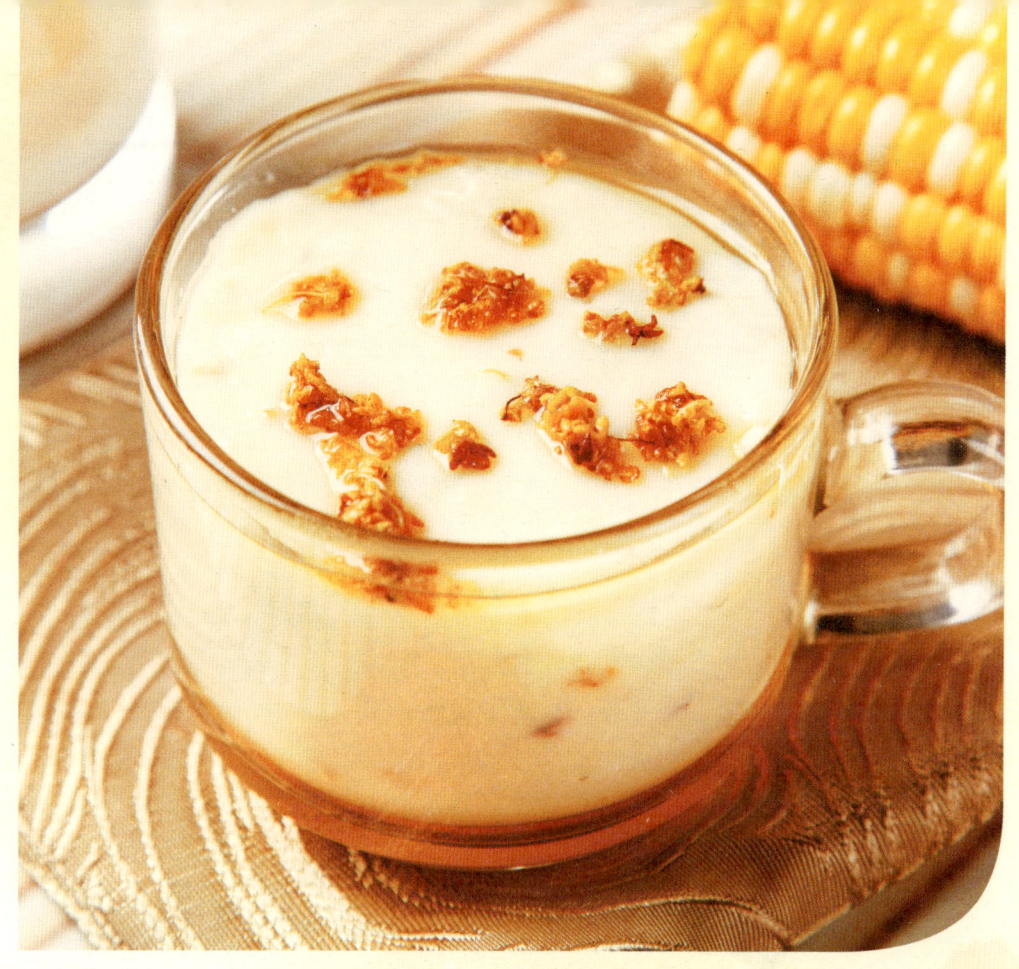

清香提神·桂花玉米冻

【原料】

- 牛奶……………………200毫升
- 鲜玉米粒…………………150克
- 玉米淀粉…………………30克
- 炼乳………………………20克
- 桂花………………………适量

【调料】

- 蜂蜜………………………10克

【做法】

1 榨汁机装上搅拌刀座，倒入备好的鲜玉米粒、牛奶，榨约30秒成玉米牛奶汁。

2 将玉米牛奶汁装在碗中，加入玉米淀粉，拌匀，调成玉米液，待用。

3 奶锅置旺火上，倒入玉米液，边煮边搅拌，待其沸腾后倒入炼乳，撒上少许桂花，拌匀，煮出清香味，盛出，装在杯子中。

4 放凉后用保鲜膜封住杯口，冷藏3个小时左右。

5 取出冷藏好的玉米冻，去除保鲜膜，淋上蜂蜜，最后撒上剩余的桂花即可。

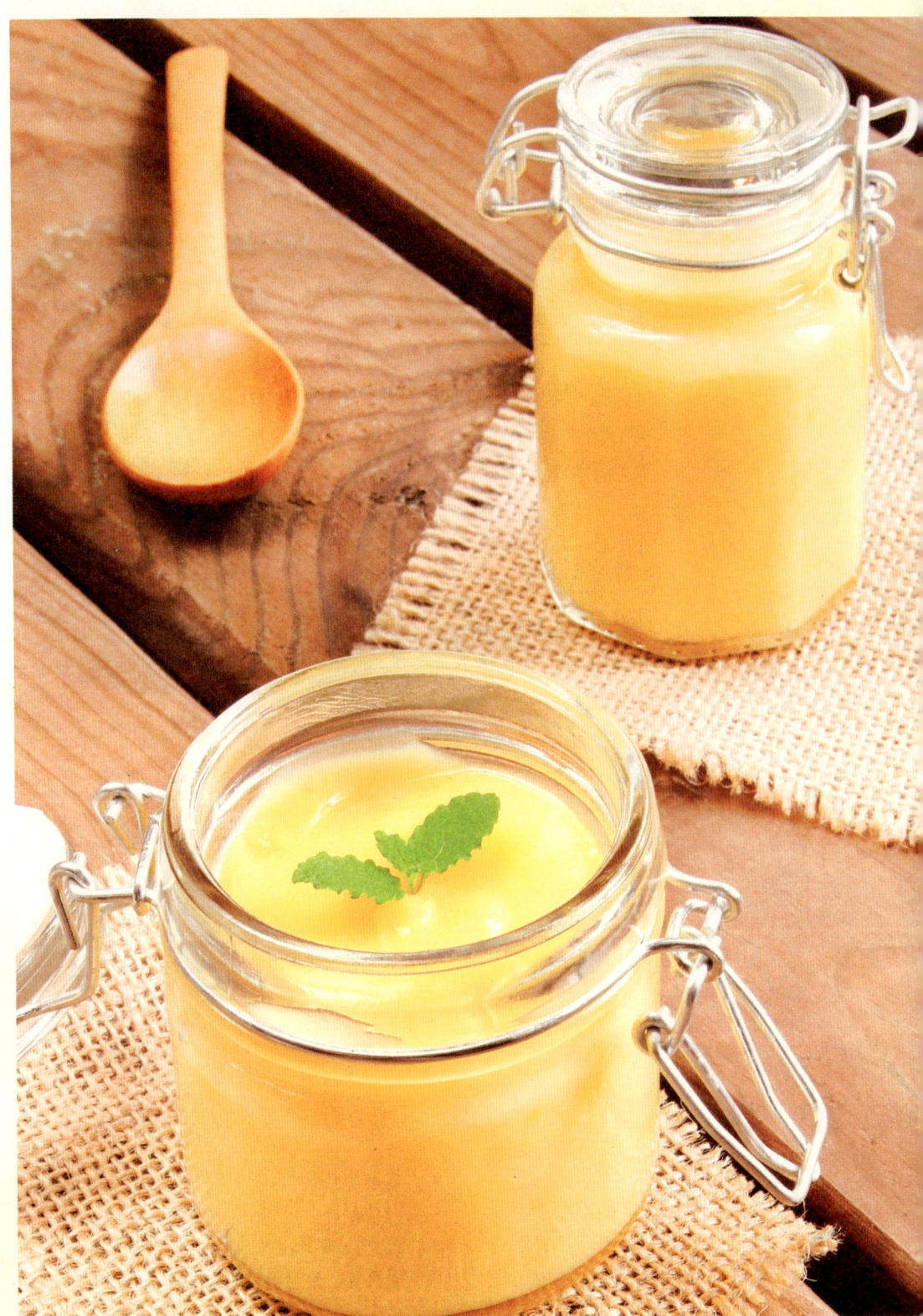

促进血液循环
玉米菠萝布丁

【原料】

牛奶……………500毫升
蛋黄……………2个
鸡蛋……………3个
玉米粒…………150克
菠萝粒…………30克
清水……………适量

【调料】

细砂糖…………40克
香草粉…………10克

【做法】

1. 将备好的玉米粒和菠萝粒一同放入搅拌机中,加入少许清水,榨汁,过筛,取汁备用。
2. 将锅置于火上,倒入牛奶、榨好的玉米菠萝汁,煮热,加入细砂糖、香草粉,搅拌匀后放凉。
3. 将鸡蛋、蛋黄倒入容器中,用搅拌器拌匀。
4. 把放凉的牛奶慢慢地倒入蛋液中,边倒边搅拌,将拌好的材料用筛网过筛两次。
5. 先倒入量杯中,再倒入牛奶杯,至八分满,放入烤盘中,倒入适量清水。
6. 将烤盘放入烤箱中,调成上火160℃、下火160℃,烤15分钟至熟即可。

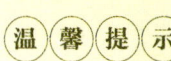

温馨提示

轻轻按压菠萝鳞甲,微软有弹性的就是成熟度较好的;硬邦邦的则是没熟的;要是压出汁液,那是熟烂了,最好别买。

TIPS: 菠萝含有一种叫"菠萝朊酶"的物质,可以消除水肿,与玉米同食,还可起到促进血液循环的作用。

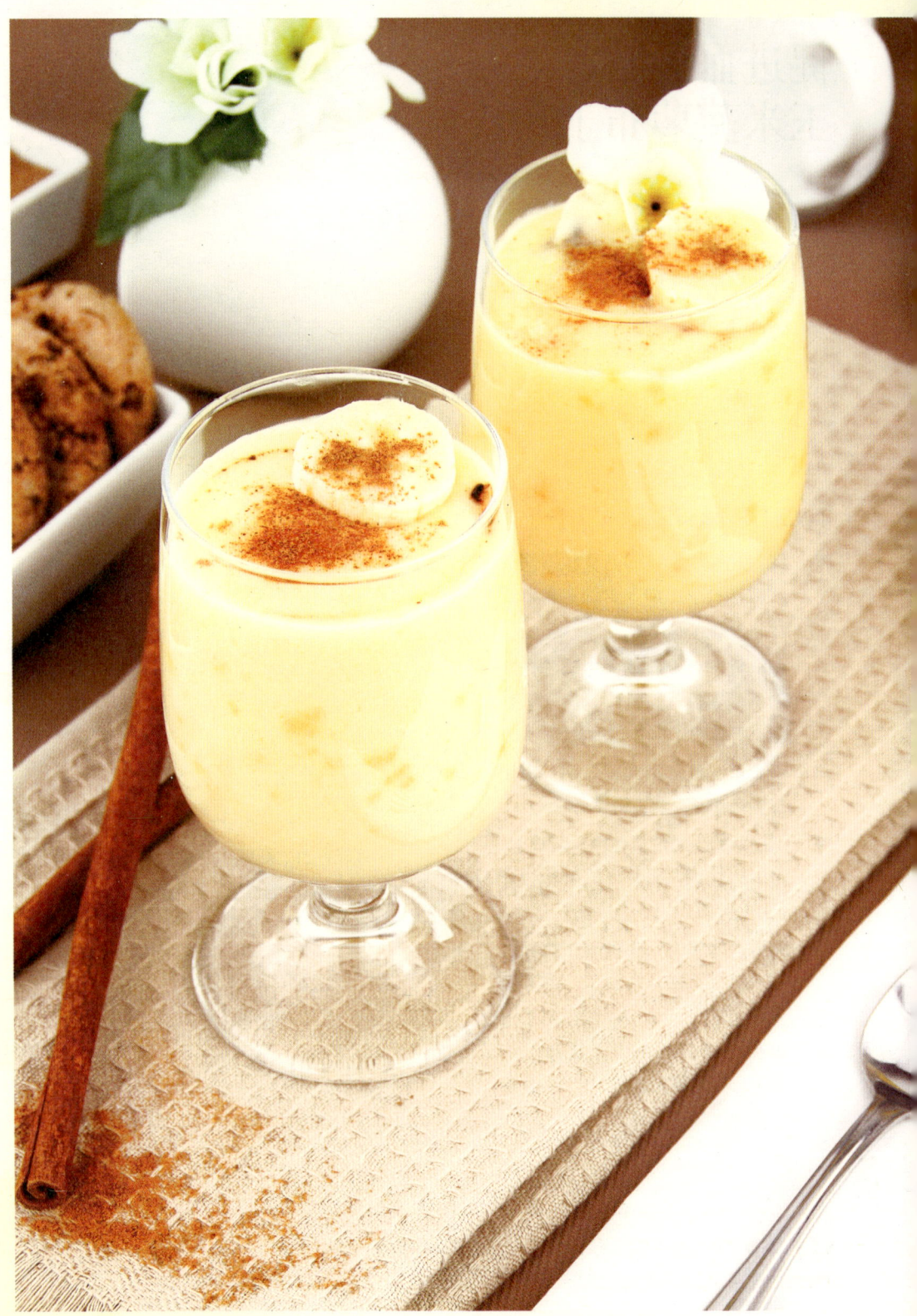

补充能量
玉米香蕉布丁

【原料】

玉米粒……………100 克
香蕉块……………60 克
椰奶………………100 毫升
牛奶………………80 毫升
明胶………………10 克
肉桂粉……………适量

【调料】

白糖………………35 克

【做法】

1. 榨汁机装上搅拌刀座,倒入备好的香蕉块、玉米粒,加入椰奶,倒入备好的牛奶。
2. 盖上盖,启动榨汁机,榨约 30 秒成汁。
3. 奶锅中倒入榨好的香蕉玉米汁,倒入白糖。
4. 加入明胶,小火,搅拌均匀至材料溶化,制成布丁液。
5. 待布丁液凉凉,装入小杯至九分满,封上保鲜膜,放入冰箱冷藏 3 小时至成型。
6. 取出成型的布丁,撕开保鲜膜即可,放上香蕉块、撒上肉桂粉即可食用。

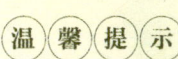

选购香蕉要看香蕉的颜色:皮色鲜黄光亮,两端带青的为成熟适度果;果皮全青的为过生果;果皮变黑的为过熟果。

香蕉富含维生素 B_2,能促进人体正常生长和发育。玉米可延缓

TIPS: 人体衰老,预防脑功能退化,增强记忆力。

增强记忆力·玉米冰激凌

【原料】
- 牛奶……………………160毫升
- 蛋黄……………………2个
- 玉米粒…………………100克
- 鲜奶油…………………150克

【调料】
- 白糖……………………80克

【做法】

1. 备好的玉米粒放入沸水锅中煮熟，再放入搅拌机，打碎。
2. 锅中放入牛奶、淡奶油，煮至锅边出现细小的泡泡。
3. 蛋黄中放入白糖，用打蛋器将其搅拌成淡黄色。
4. 将奶油糊放入蛋黄糊中，搅拌均匀，加热至85℃。
5. 隔冰水冷却至5℃，放入玉米碎，拌匀。
6. 放入冰箱冷冻，每隔2小时取出搅拌，重复操作3或4次，至冰激凌变硬，取出冻好的冰激凌，挖成球，放入碗中即可。

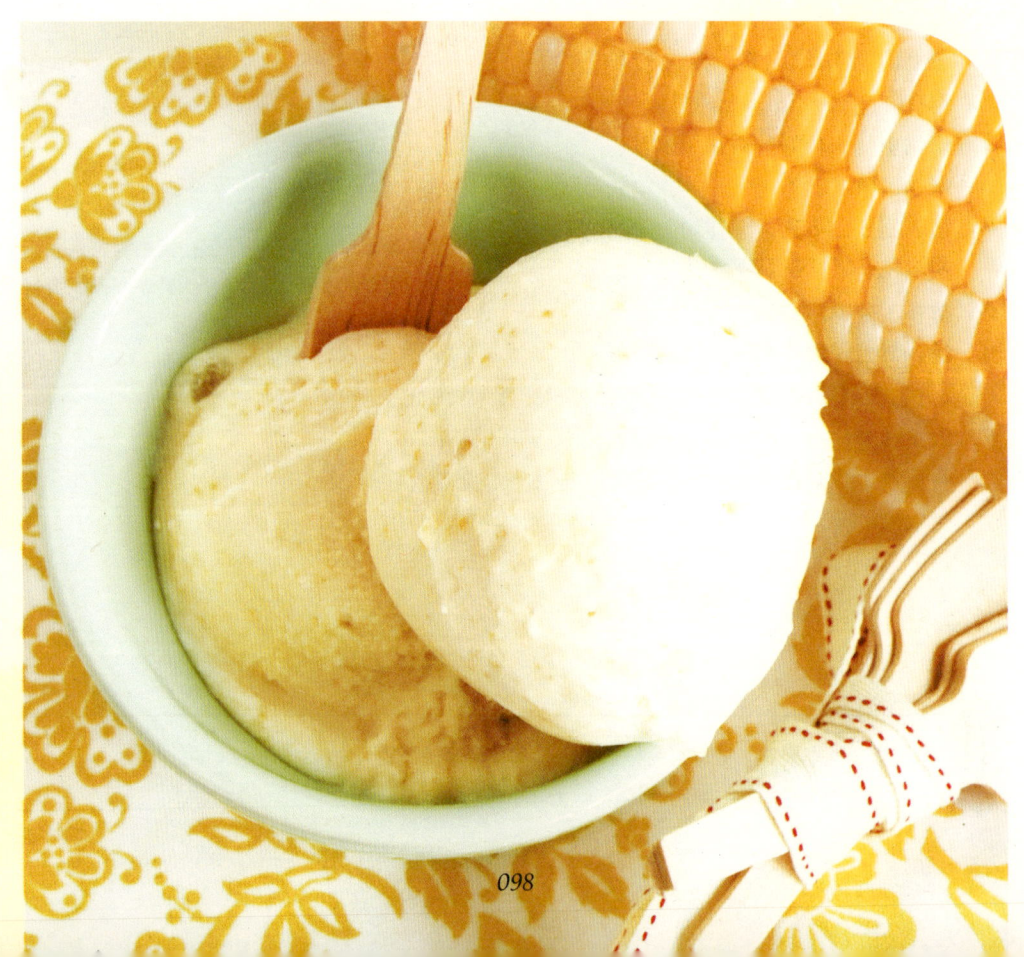

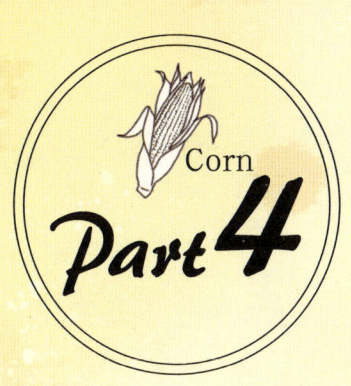

纯天然玉米汤饮，
为美丽加分

玉米融入汤品中也有超凡的魅力，
不管是鲜甜的玉米排骨汤，
还是简单的玉米马蹄露，
在让你一饱口福的同时，
还能让你喝出纤瘦好身材！

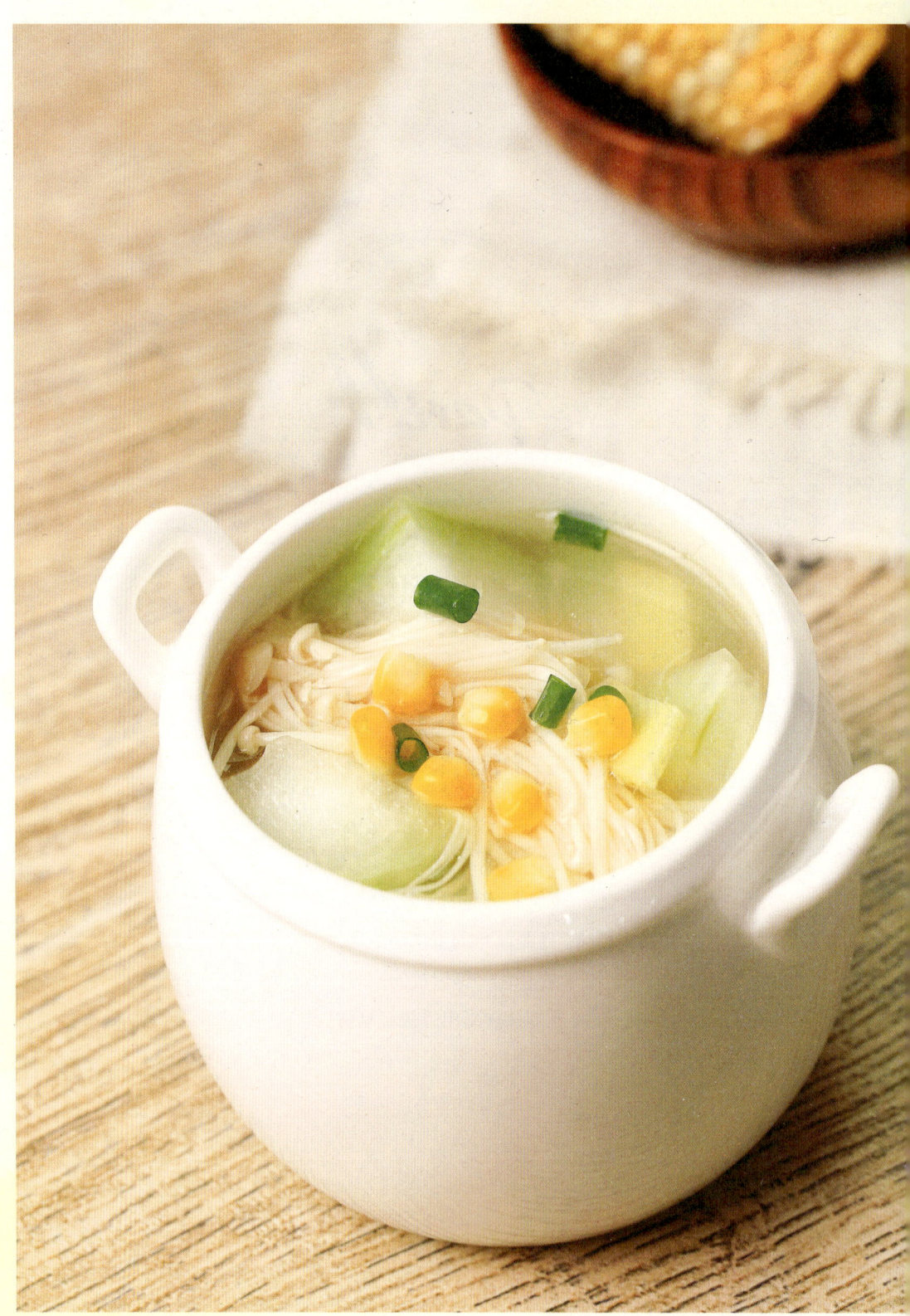

减肥瘦身
玉米冬瓜汤

【原料】

金针菇……………80克
冬瓜块……………100克
玉米粒……………150克
姜片………………少许
葱花………………少许

【调料】

盐…………………3克
鸡粉………………3克
胡椒粉……………2克
食用油……………适量

【做法】

1. 锅中注水烧开，淋入适量食用油，加少许盐、鸡粉，拌匀调味。
2. 放入洗净的冬瓜块、姜片，搅拌均匀，盖上盖，煮约2分钟至七成熟。
3. 揭盖，放入洗净的金针菇、玉米粒，拌匀。
4. 盖上锅盖，煮约7分钟至熟。
5. 打开锅盖，加少许胡椒粉，拌煮片刻至食材入味。
6. 关火后盛出煮好的汤料，撒上葱花即可。

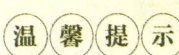

冬瓜在夏天食用，一般是切开出售，因此购买时容易分辨出好坏。以瓜皮呈深绿色，瓜肉雪白者为宜。

TIPS: 冬瓜中所含的丙醇二酸，能有效地抑制糖类转化为脂肪，与富含膳食纤维的玉米同食，可以起到减肥瘦身的作用。

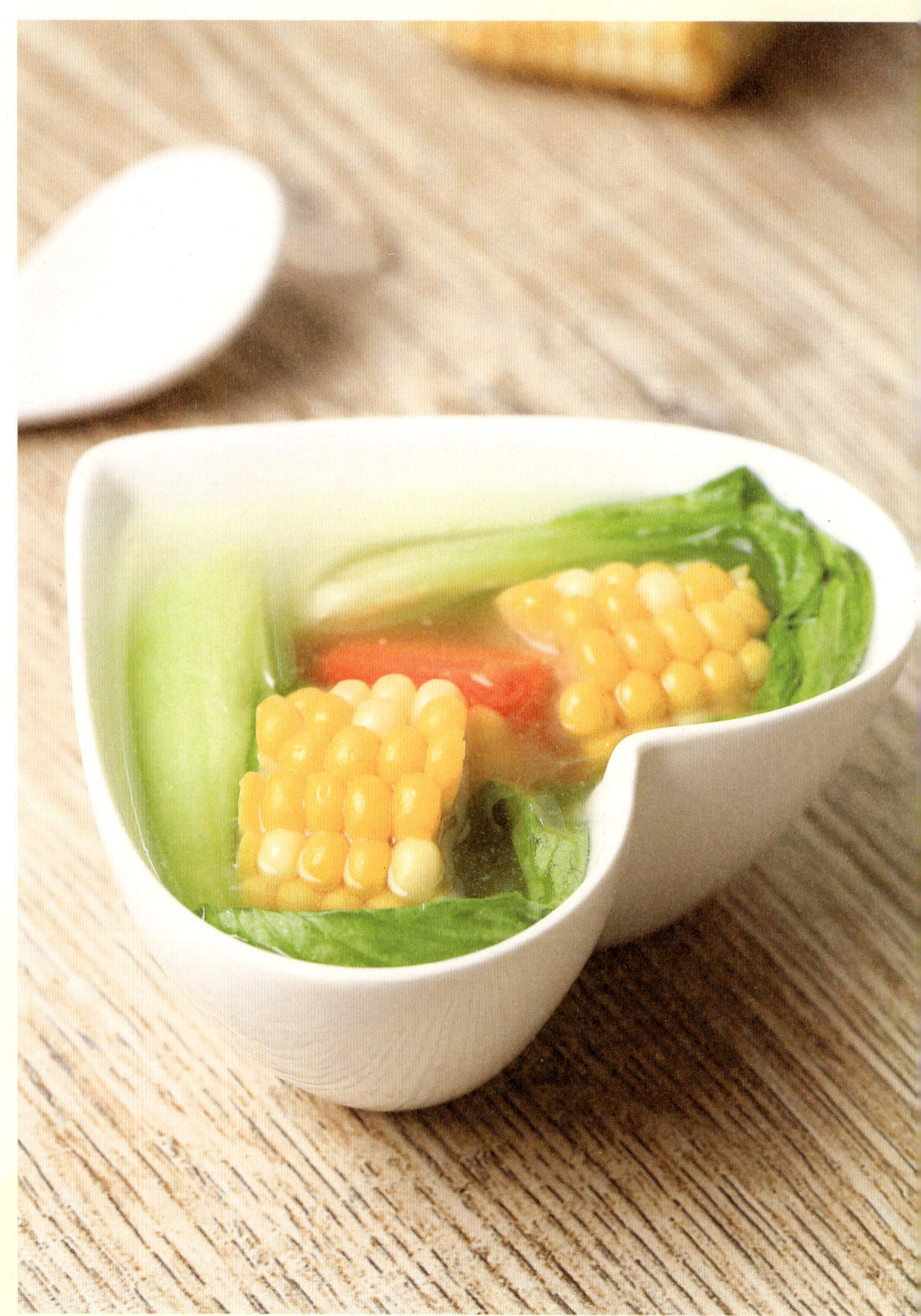

降血脂
玉米油菜汤

【原料】

油菜……………………120 克
玉米段…………………150 克
胡萝卜块………………120 克
高汤……………………适量

【调料】

盐………………………2 克
鸡粉……………………2 克
胡椒粉…………………2 克

【做法】

1. 锅中注入适量的清水大火烧开，放入洗净的油菜，焯煮至断生，用筷子夹出焯煮好的油菜。
2. 砂锅中注入高汤烧开，倒入洗净的胡萝卜和玉米段，搅匀，盖上盖，烧开后转中火煮约 20 分钟至食材熟透。
3. 揭盖，加入鸡粉、盐、胡椒粉，拌匀调味。
4. 把煮好的汤料盛入碗中，用筷子把余煮好的油菜夹入碗中即可。

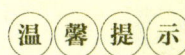

挑选油菜要看叶子的长短，叶子长的叫作长萁，叶子短的叫做矮萁。矮萁的品质较好，吃口软糯；长萁的品质较差，纤维多，吃口不好。

TIPS: 油菜为低脂肪蔬菜，且含有膳食纤维，与玉米同食，可减少人体对脂类的吸收，故可用来降血脂。

延缓衰老·双菇玉米菠菜汤

【原料】

香菇……………………80 克
金针菇…………………80 克
菠菜……………………50 克
玉米段…………………60 克
姜片……………………少许

【调料】

盐………………………2 克
鸡粉……………………3 克

【做法】

1. 锅中注水烧开,放入洗净切块的香菇、玉米段和姜片,拌匀。
2. 煮约 15 分钟至食材断生。
3. 倒入洗净的菠菜和金针菇,拌匀。
4. 加少许盐、鸡粉,拌匀调味。
5. 用中火煮约 2 分钟至食材熟透,关火后盛出,装入碗中即可。

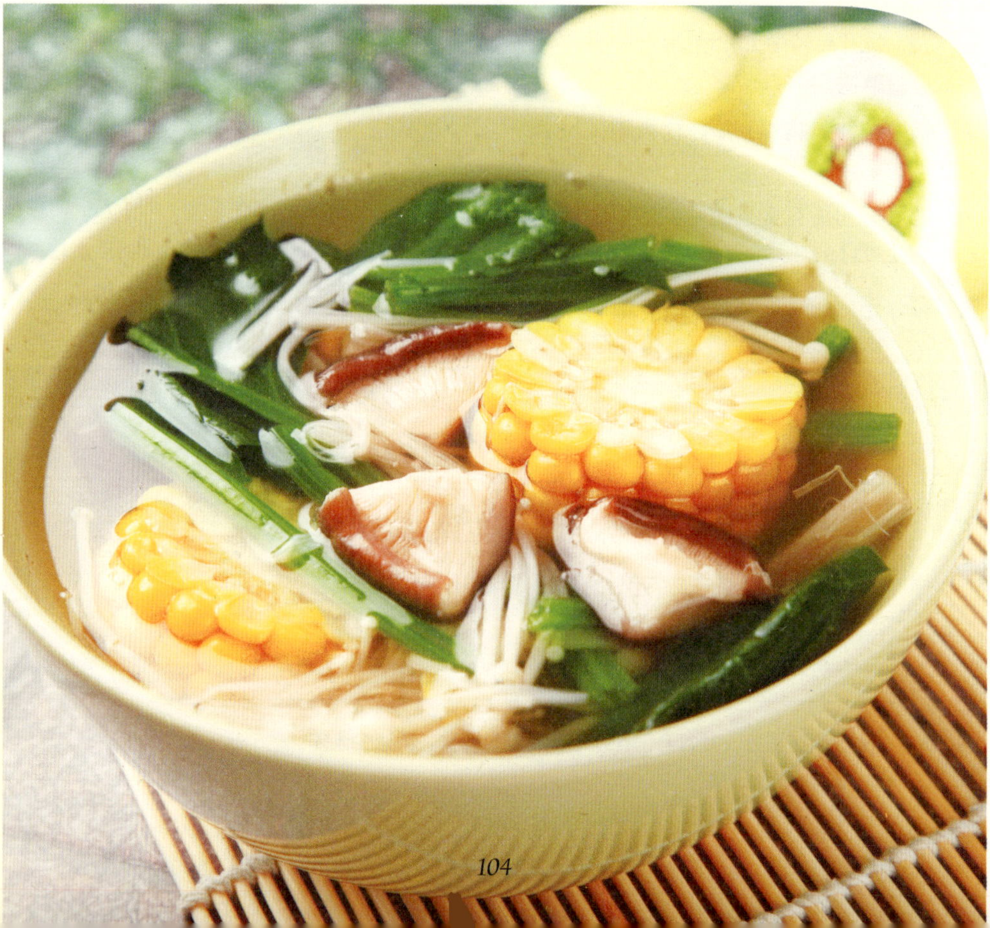

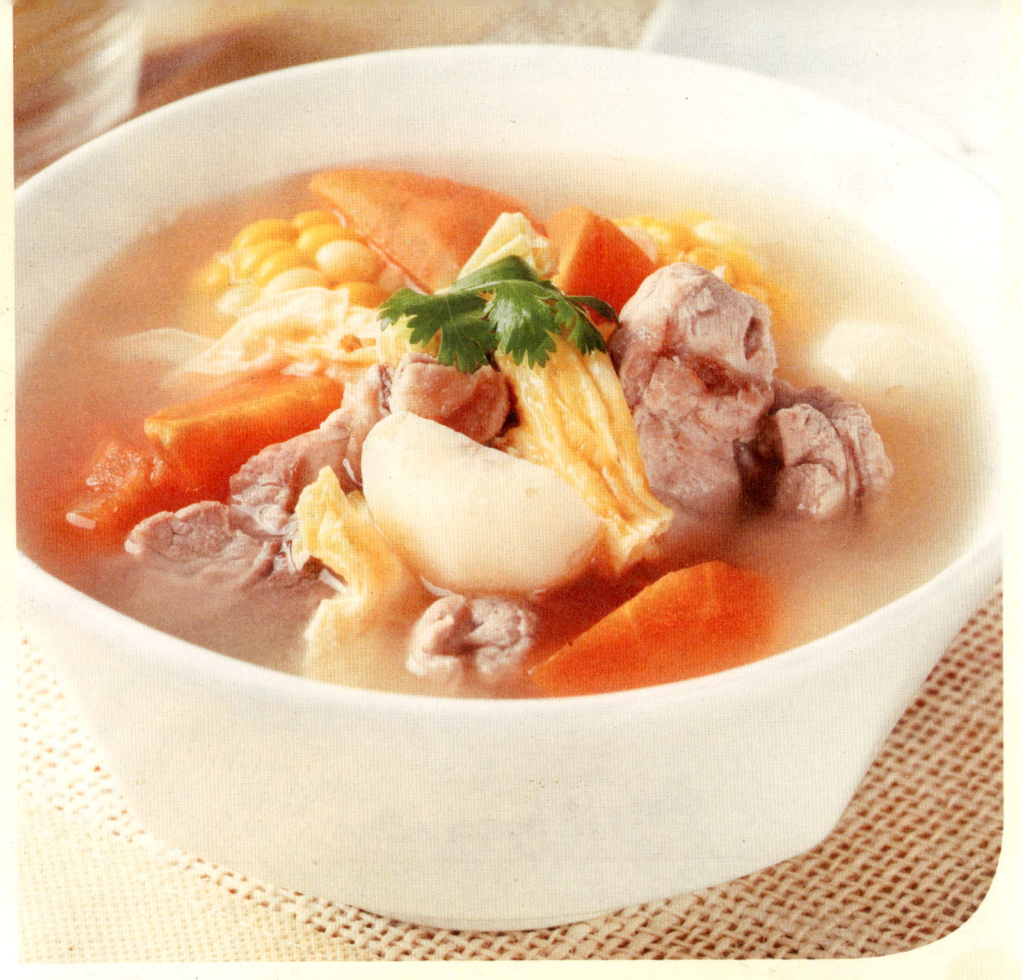

清热解毒·腐竹玉米马蹄汤

【原料】

- 排骨块……200 克
- 玉米段……150 克
- 马蹄……60 克
- 胡萝卜……50 克
- 腐竹……20 克
- 姜片……少许

【调料】

- 盐、鸡粉……各 2 克
- 料酒……5 毫升

【做法】

1. 洗净去皮的胡萝卜切滚刀块；洗好去皮的马蹄对半切开。
2. 锅中注水烧热，倒入洗净的排骨块，汆去血水，捞出，沥干水分。
3. 砂锅中注水烧开，倒入排骨、料酒、胡萝卜、马蹄、玉米段、姜片，煮约 1 小时。
4. 倒入备好的腐竹，续煮约 10 分钟，加入少许盐、鸡粉，拌至入味即可。

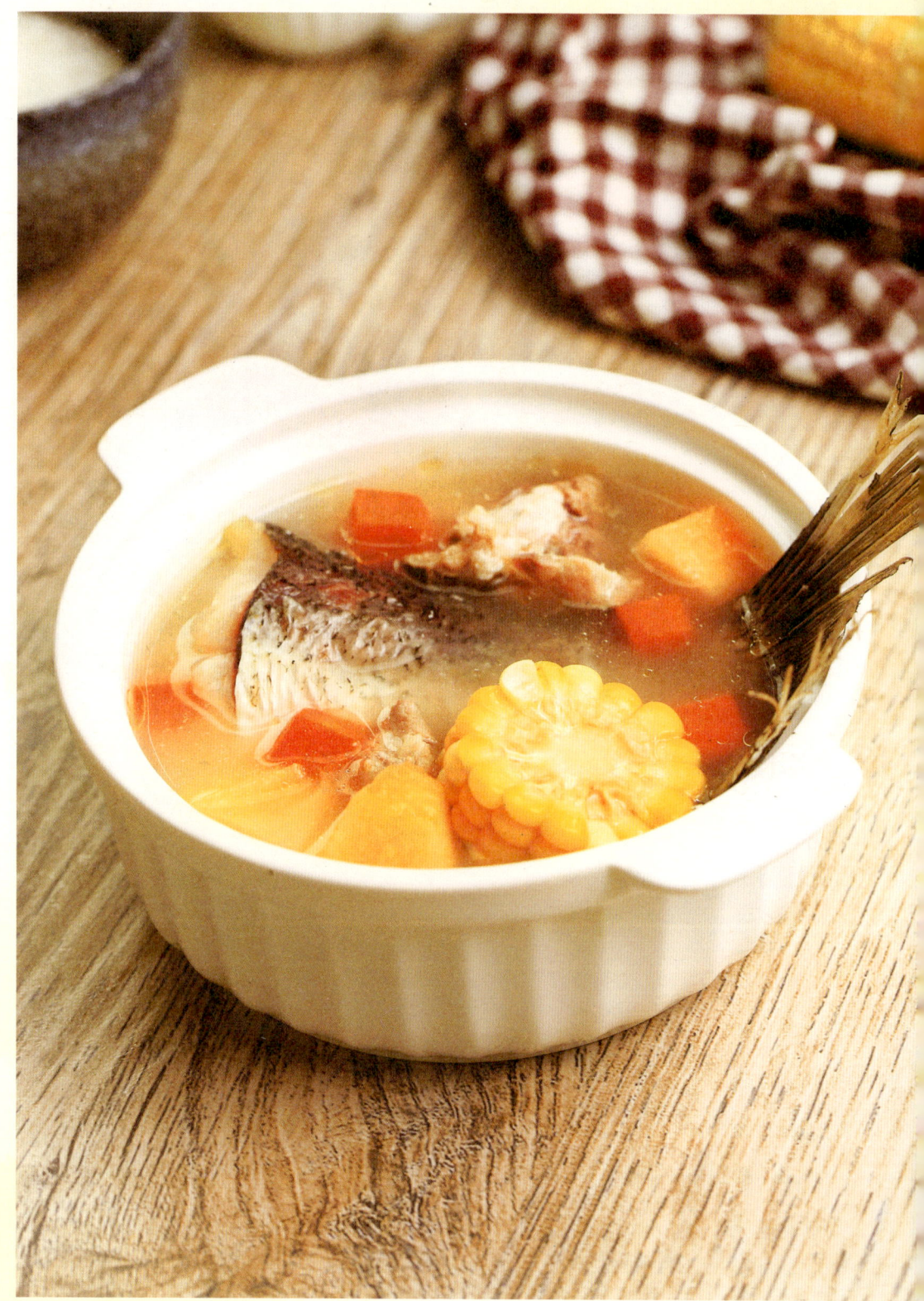

清凉消暑
玉米鱼尾猪骨汤

【原料】

鱼尾................250克
猪骨................40克
玉米块..............150克
哈密瓜块............50克
高汤................适量
姜片................适量

【调料】

盐..................2克
食用油..............适量

【做法】

1. 锅中注水烧开，倒入洗净的猪骨，搅散，汆煮片刻，捞出猪骨，沥干水分，过一次冷水。

2. 炒锅中加入少许食用油，放入姜片，爆香，加入鱼尾，煎出香味，倒入适量高汤煮沸，取出煮好的鱼尾，装入鱼带，扎好。

3. 砂锅中注入适量高汤，放入汆过水的猪骨、鱼尾、玉米、哈密瓜，搅拌片刻。

4. 盖上锅盖，用大火煮15分钟，转中火煮1~3小时至食材熟软。

5. 揭开锅盖，加入少许盐，拌均匀至食材入味即可。

温 馨 提 示

哈密瓜的瓜皮如果有疤痕，一般是疤痕越老越甜，最好是疤痕已经裂开，虽然看上去比较难看，但事实上这种哈密瓜的甜度高，口感也好。

TIPS: 哈密瓜含有苹果酸、果胶、维生素A原、B族维生素、维生素C、钙、磷、铁等营养成分，具有清凉消暑的作用。

抗衰老·排骨玉米汤

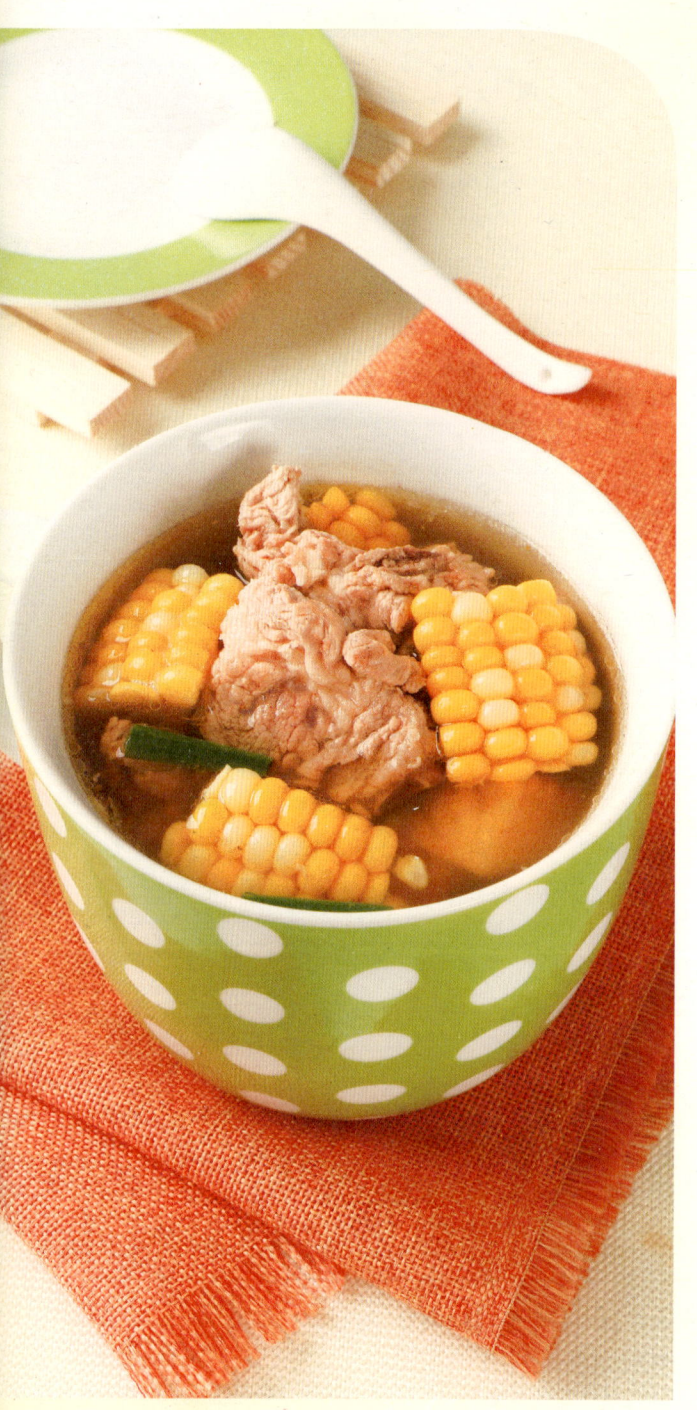

【原料】

排骨……………………300克
玉米……………………100克
姜丝……………………3克
葱段……………………2克

【调料】

盐………………………2克
黑胡椒粉………………适量
食用油…………………适量

【做法】

1. 备好的玉米对半切开,切成小块。
2. 锅中注入适量清水烧开,放入洗净的排骨,煮至变色后捞起,放入碗中。
3. 杯中加入排骨、玉米、姜丝、葱段,注入适量清水,淋上食用油,盖上保鲜膜。
4. 电蒸锅注水烧开,放入食材,盖上盖,蒸30分钟。
5. 揭开盖,取出食材,揭开保鲜膜,放入盐,加入黑胡椒粉,搅拌片刻即可。

降糖降脂·玉米胡萝卜鸡肉汤

【原料】

- 鸡肉块……………350克
- 玉米块……………170克
- 胡萝卜……………120克
- 姜片………………少许

【调料】

- 盐…………………3克
- 鸡粉………………3克
- 料酒………………适量

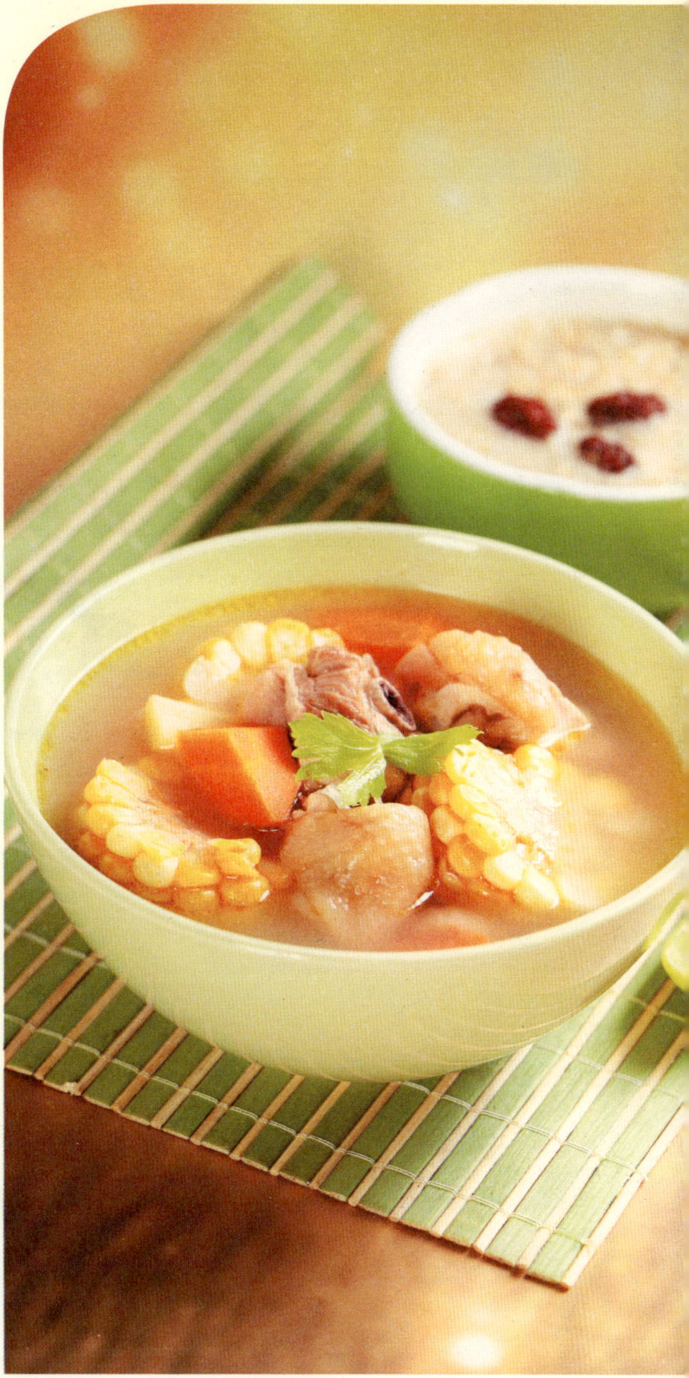

【做法】

1. 洗净的胡萝卜切开，改切成小块，备用。
2. 锅中注水烧开，倒入鸡肉块、料酒，汆去血水，捞出，沥干水分。
3. 砂锅中注水烧开，倒入汆过水的鸡肉、胡萝卜、玉米块、姜片，淋入料酒，拌匀。
4. 盖上盖，烧开后用小火煮约1小时，放入适量盐、鸡粉，拌匀调味即可。

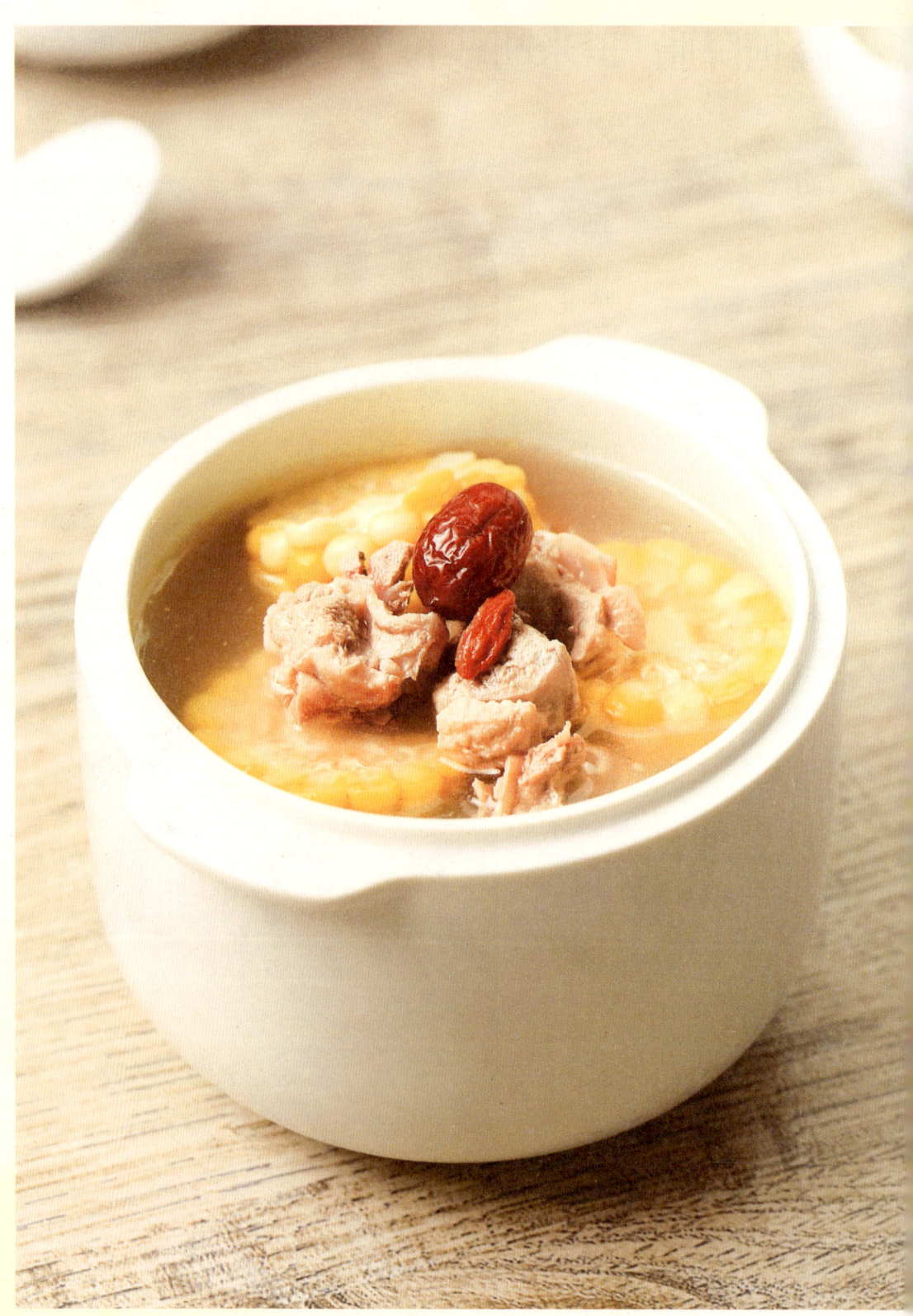

瘦身减肥
玉米煲老鸭

【原料】

- 玉米段……………100 克
- 鸭肉块……………300 克
- 红枣………………少许
- 枸杞………………少许
- 高汤………………适量
- 姜片………………适量

【调料】

- 鸡粉………………2 克
- 盐…………………2 克

【做法】

1. 锅中注水烧开，放入鸭肉，煮 2 分钟，汆去血水，捞出后过冷水。
2. 另起锅，注入高汤烧开，加入备好的鸭肉、玉米段、红枣、姜片，拌匀。
3. 盖上锅盖，炖 3 小时至食材熟透，揭开锅盖，放入洗净的枸杞，拌匀。
4. 加入少许鸡粉、盐，搅拌均匀，煮 5 分钟，盛出即可。

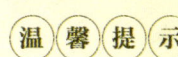

鸭肉的体表光滑，呈现乳白色，切开鸭肉后切面呈现玫瑰色就说明是质量良好的鸭肉。如果鸭肉表面渗出油脂，呈现浅红或乳黄色，而切开后切面为深红色，则说明鸭肉质量较差，不应选择。

TIPS: 鸭肉的热量较低，与富含膳食纤维的玉米同食，能起到瘦身减肥的作用。

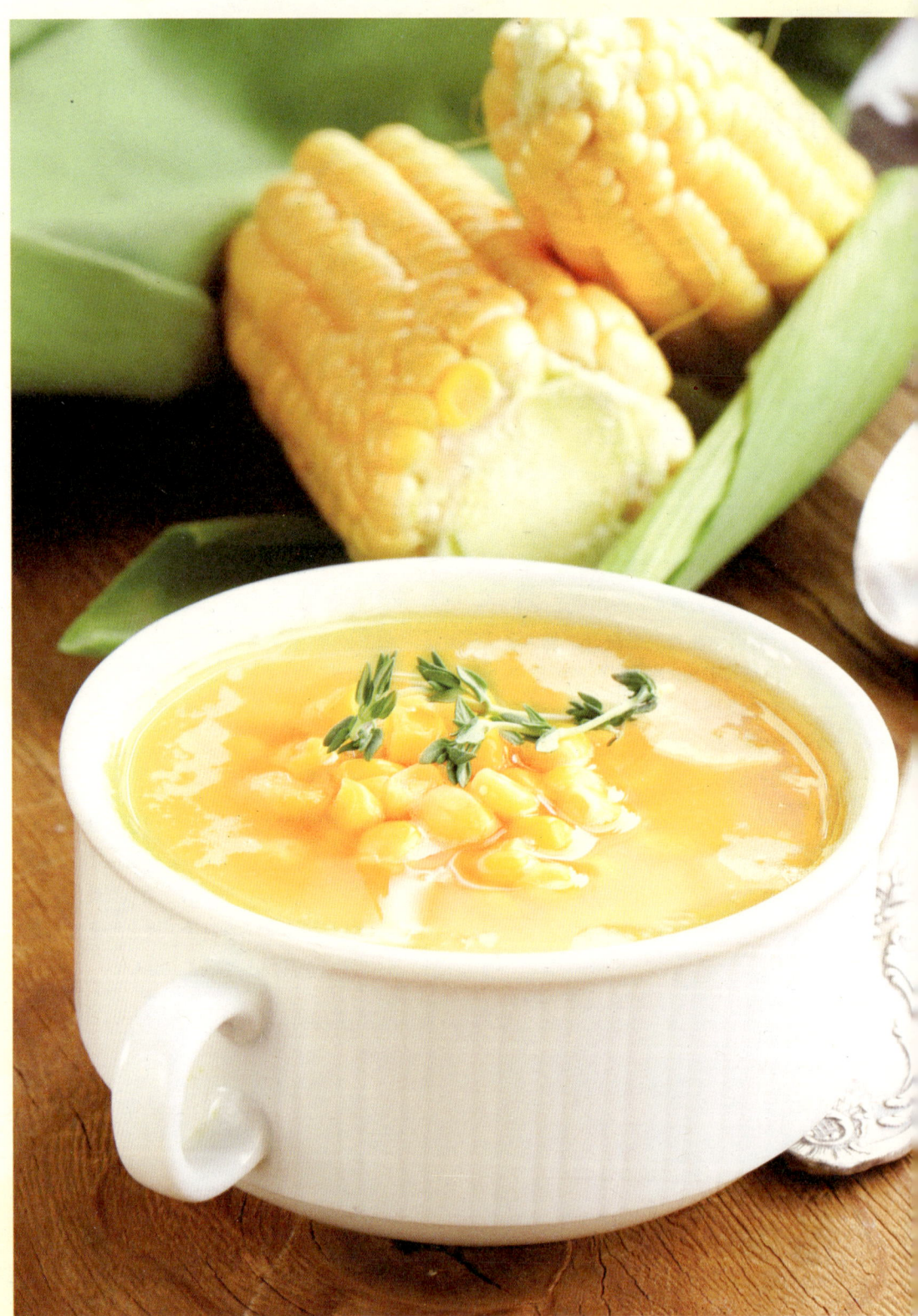

抗衰老
奶油玉米浓汤

【原料】

罐头玉米粒……………220 克
洋葱……………………50 克
鸡骨高汤………………500 毫升

【调料】

法式面酱………………25 克
无盐奶油………………10 克
盐………………………适量

【做法】

1. 将洋葱去皮，洗净，切丝。
2. 汤锅置于火上，倒入无盐奶油，用小火加热，使之融化。
3. 下入洋葱丝炒香，倒入鸡骨高汤，用大火煮沸，熬煮 15 分钟，至洋葱丝熟烂。
4. 将煮好的汤料倒入搅拌器中，加入法式面酱，快速搅打成浆。
5. 把搅打好的浆液倒回汤锅中，用中火加热，倒入罐头玉米粒，调入适量的盐，改小火煮 30 分钟，至汤汁浓稠。
6. 将煮好的奶油玉米浓汤盛入碗中即可。

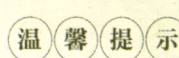

洋葱要选透明表皮中带有杂色纹理的，这样的洋葱味道更好。

TIPS: 洋葱所含的微量元素硒是一种很强的抗氧化剂，与含有维生素 A 原、维生素 E 及谷氨酸的玉米同食，能起到抗衰老的作用。

美容养颜·即席玉米浓汤

【原料】

奶油玉米……………200克
豆浆…………………100毫升

【调料】

椰子油………………5毫升
盐……………………3克
黑胡椒粉……………3克

【做法】

1. 热锅中倒入奶油玉米、豆浆、椰子油，拌匀。
2. 煮至沸腾，拌匀。
3. 加入盐、黑胡椒粉，充分拌匀入味。
4. 关火后，将煮好的浓汤盛入碗中即可。

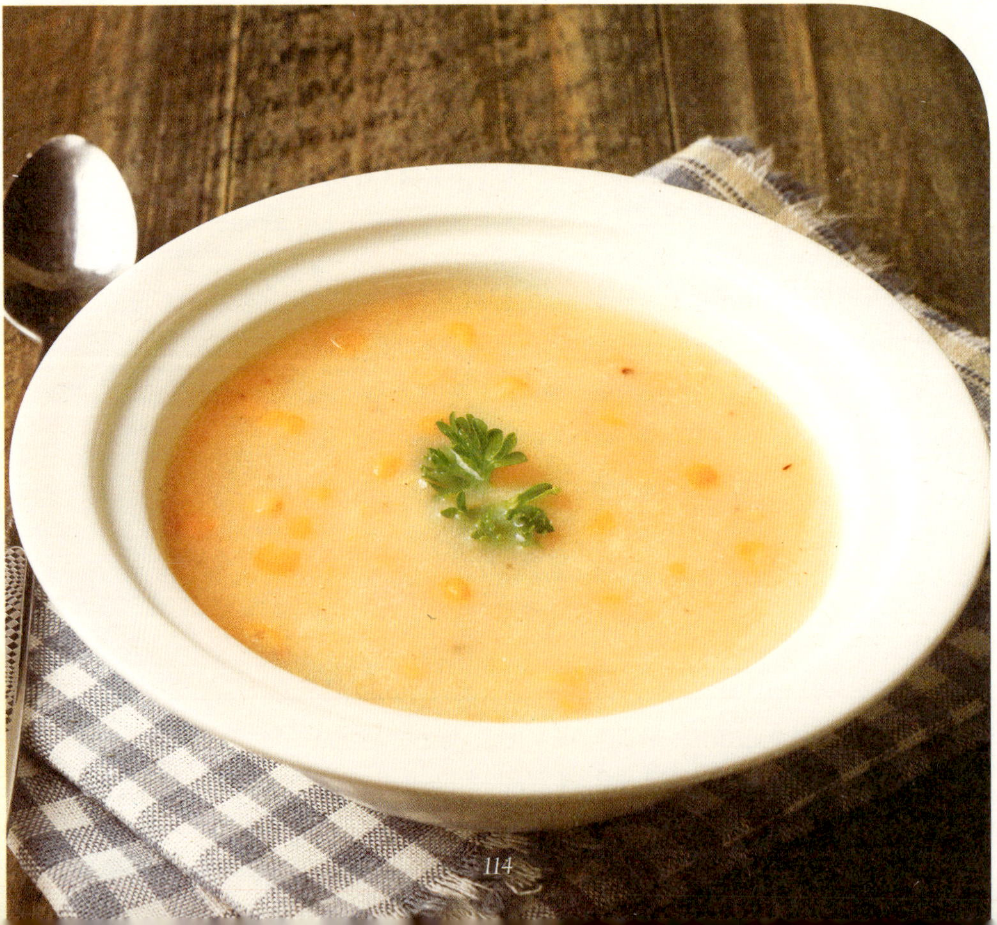

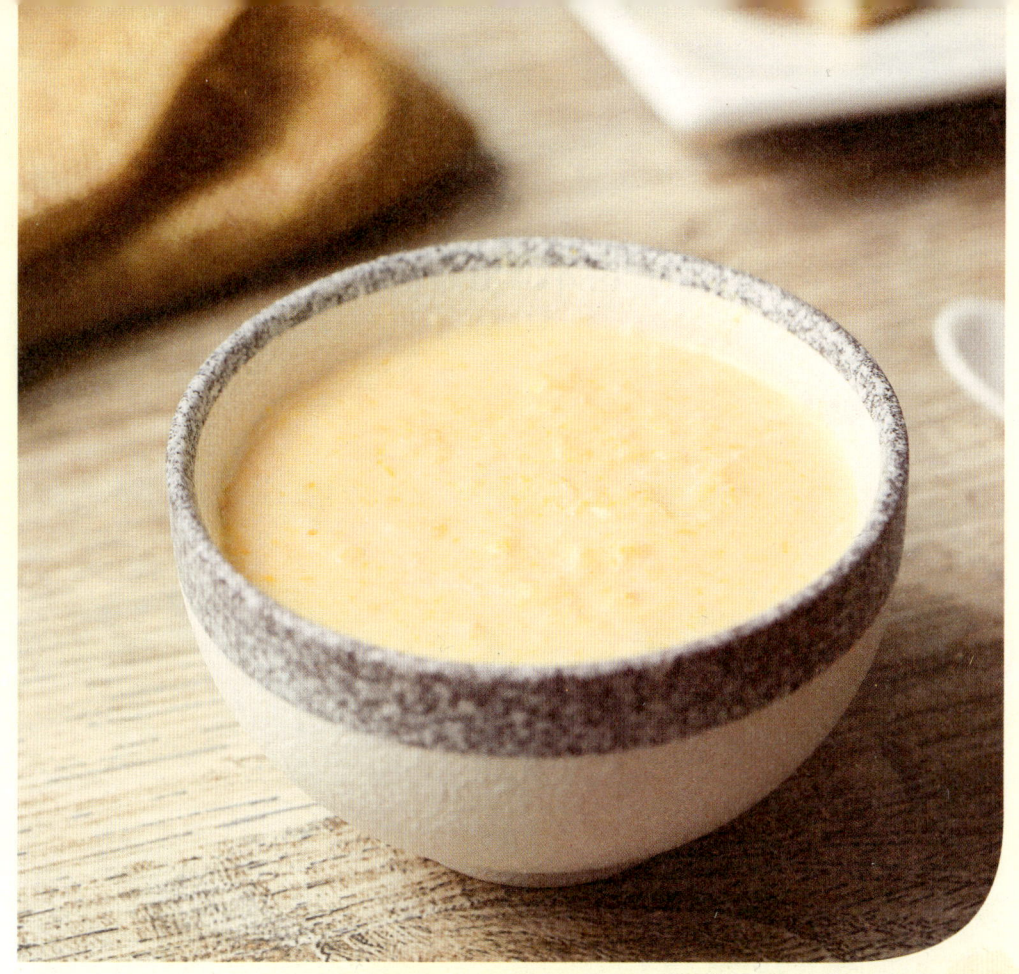

美白润肤·玉米奶露

【原料】

鲜玉米粒……………100 克
牛奶…………………150 毫升

【调料】

白糖…………………12 克

【做法】

1. 汤锅中注入适量清水,用大火烧开,放入备好的玉米粒,搅匀,用小火煮1分30秒至熟,捞出煮好的玉米粒,装盘备用。
2. 把牛奶倒入汤锅中,调成中小火,放入白糖,拌匀,煮约2分钟至白糖溶化,盛出,装入碗中,备用。
3. 取榨汁机,选择搅拌刀座组合,把煮熟的玉米粒倒入杯中,再加入煮好的牛奶。
4. 盖上盖子,选择"搅拌"功能,榨取玉米奶露,盛入碗中即可。

延缓衰老·山药玉米马蹄露

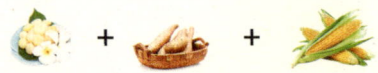

【原料】

马蹄................140克
山药................180克
玉米粒..............150克

温馨提示

山药的横切面肉质若呈雪白色,这说明是新鲜的;若呈黄色似铁锈的切勿购买。表面有异常斑点的山药绝对不能买,因为这可能已经感染过病害。

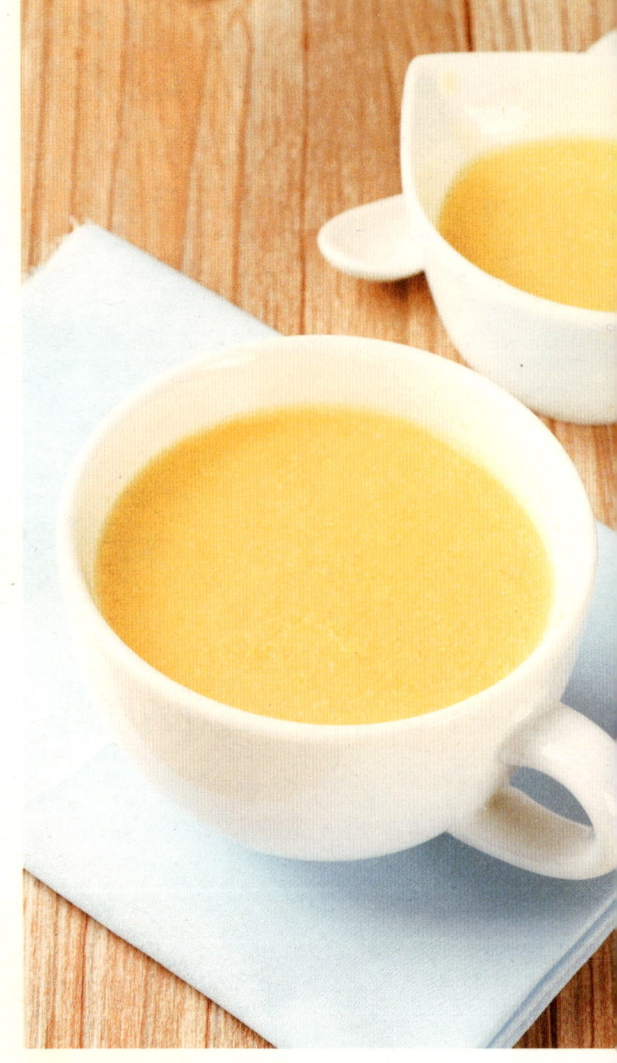

【做法】

1. 洗净去皮的马蹄切片,改切碎;洗净去皮的山药切片,切条,改切丁,待用。
2. 备好豆浆机,倒入备好的马蹄、山药、玉米粒。
3. 注入1100毫升的清水,搅拌一下。
4. 盖上盖,按下"选择"键,选定"打浆"。
5. 再按"启动"键,将食材打成汁,取下机头,将汁倒入杯中即可。

美容养颜·鲜奶玉米汁

【原料】

鲜奶 ……………… 60毫升
玉米粒 …………… 80克

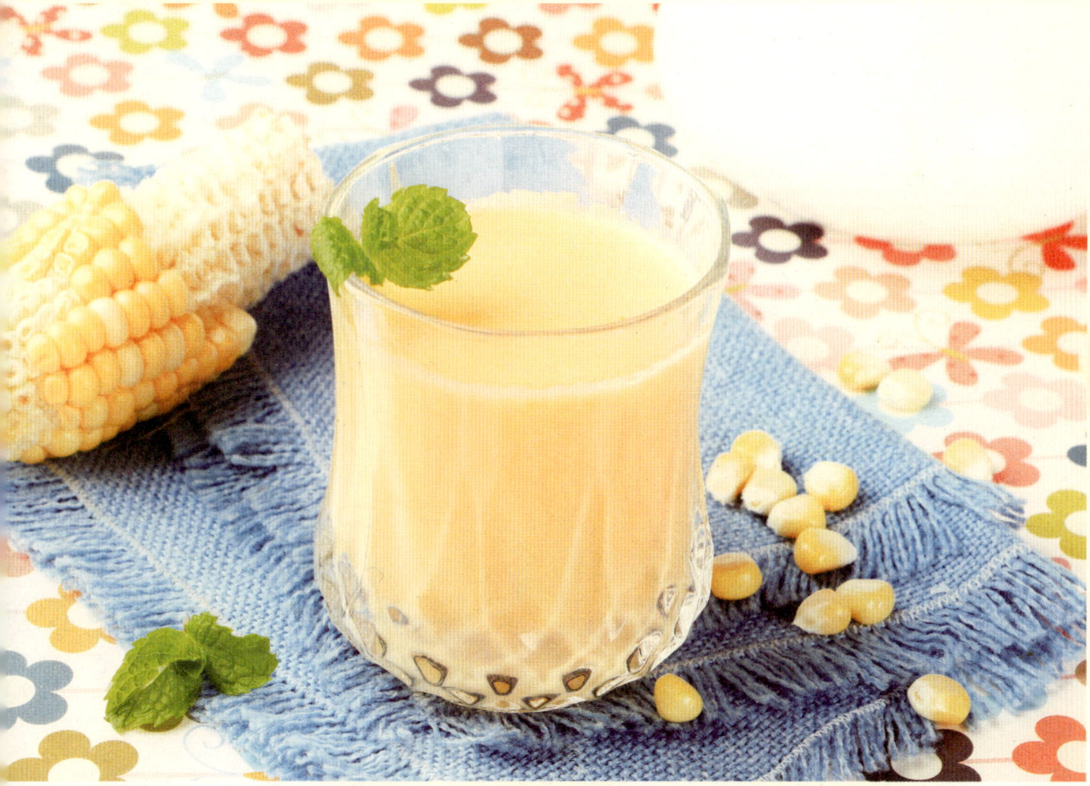

【做法】

1. 备好榨汁机,倒入洗净的玉米粒,注入备好的鲜奶,加入少许清水。
2. 盖上盖,调转旋钮,开始榨汁。
3. 将榨好的玉米汁倒入滤网,滤入碗中,待用。
4. 热锅中倒入过滤好的玉米汁,持续搅拌至玉米汁煮沸。
5. 将煮好的玉米汁盛入杯子即可。

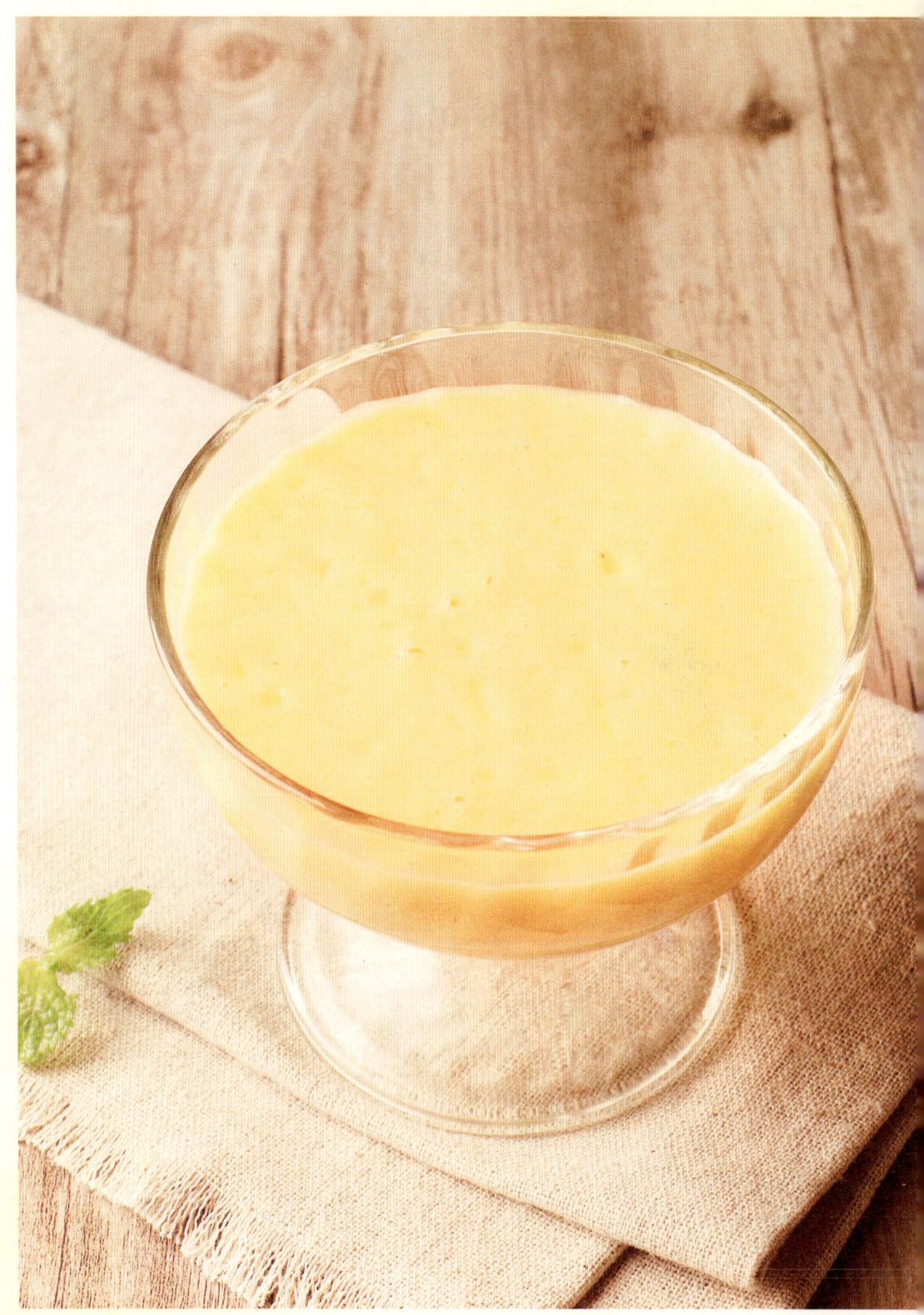

消炎抗菌·玉米炼奶椰子油汁

【原料】

玉米粒·················300 克
薄荷叶·················10 片
炼奶···················40 克

【调料】

椰子油·················3 毫升

【做法】

1. 玉米粒洗净，装碗。
2. 榨汁杯中放入玉米粒，加入洗净的薄荷叶。
3. 倒入炼奶。
4. 加入椰子油。
5. 注入 100 毫升凉开水。
6. 榨汁杯盖上盖，安在榨汁机上，榨约 30 秒成果汁。
7. 将榨好的果汁过滤后装入杯子中即可。

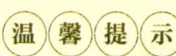温 馨 提 示

选择椰子油可以看产地。泰国、菲律宾、澳大利亚这些地方的椰子油比较好，因为充足的日晒，让这里的椰子味道更加香甜，抗氧化能力也更强，营养更加丰富。

TIPS: 玉米含有赖氨酸和微量元素硒，能维护皮肤健康，薄荷对蚊虫叮咬后的皮肤有脱敏、消炎和抗菌的作用。

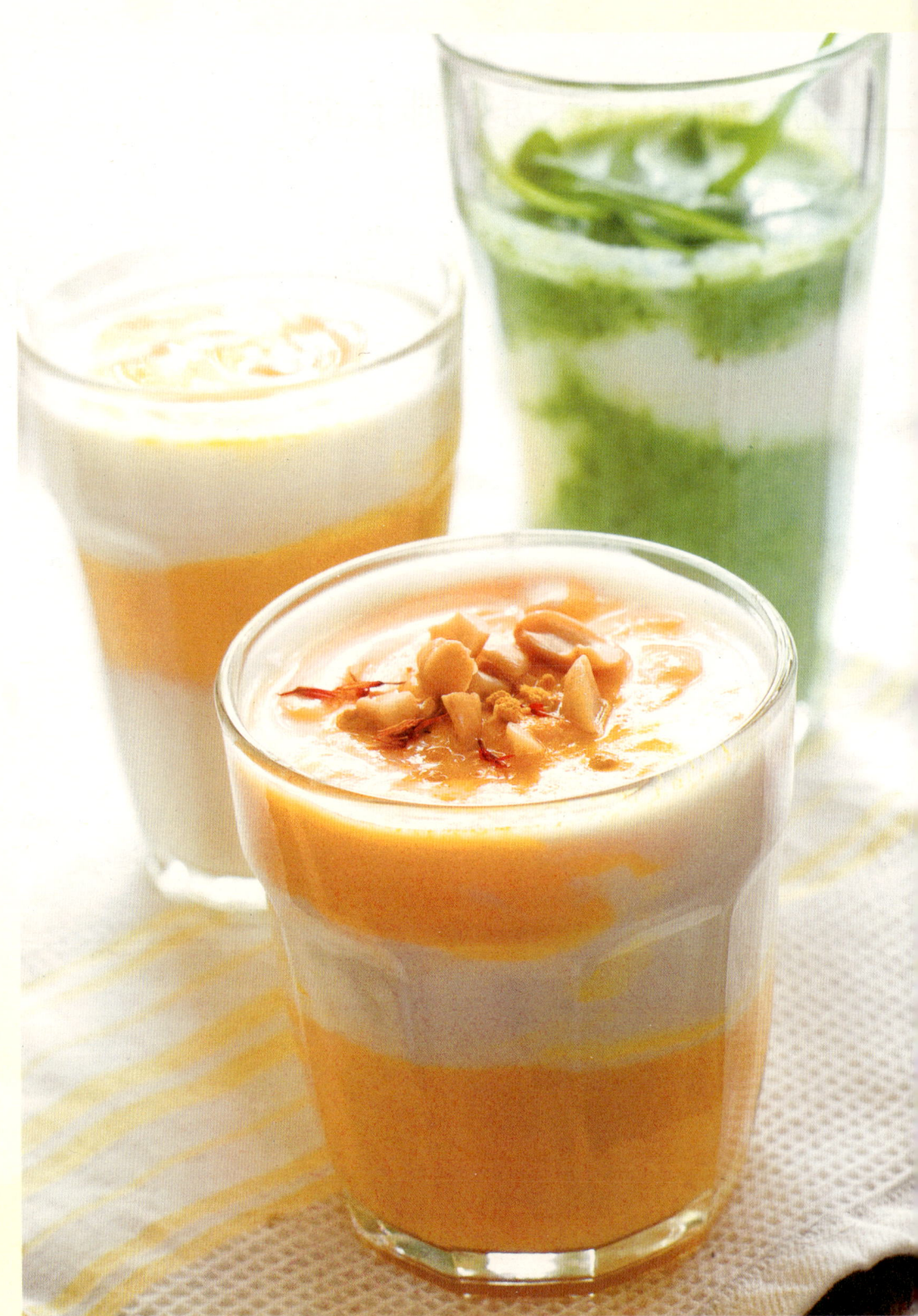

清肠排毒
玉米酸奶杯

【原料】

玉米粒 ………………… 300 克
酸奶 …………………… 1 杯
花生碎 ………………… 少许

【调料】

白糖 …………………… 适量

【做法】

1. 取出备好的榨汁机,放入洗净的玉米粒。
2. 倒入少许清水、白糖,搅打成玉米糊。
3. 杯中倒入少许玉米糊,铺上一层酸奶。
4. 再倒入一层玉米糊,撒上花生碎即可。

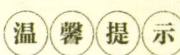

选购花生时,可以将花生剥去果荚之后闻其气味。优质的花生能闻到花生特有的气味,温和细腻,而次品花生只能闻到很淡的气味或者闻不到花生特有的香味。

TIPS: 酸奶能维护肠道菌群生态平衡,抑制有害菌对肠道的入侵,而玉米富含膳食纤维,能促进肠道有害物质的排除。

补血养颜·玉米红豆豆浆

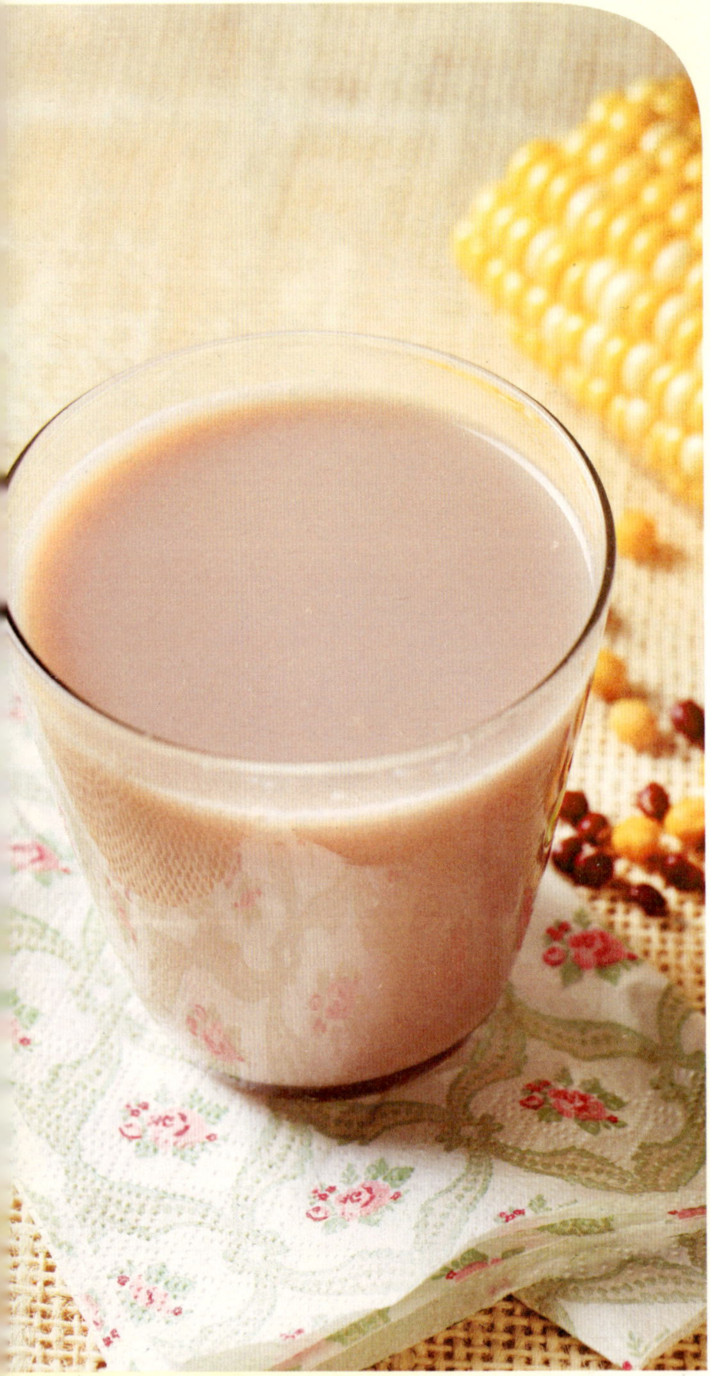

【原料】

玉米粒……………………30克
水发黄豆…………………50克
水发红豆…………………40克

【做法】

1 将已浸泡8小时的黄豆倒入碗中,放入已浸泡6小时的红豆。

2 加入适量清水,用手搓洗干净,倒入滤网,沥干水分,备用。

3 把洗好的材料倒入豆浆机中,再放入洗净的玉米粒,注入适量清水,至水位线即可。

4 盖上豆浆机机头,选择"五谷"程序,再选择"开始"键,搅打20分钟,倒入滤网,滤取豆浆,再用汤匙撇去浮沫即可。

减轻皱纹·玉米小米豆浆

【原料】
- 玉米碎……………………30克
- 小米………………………10克
- 水发黄豆…………………40克

【做法】

1. 将洗净的小米、玉米碎倒入碗中,放入已浸泡8小时的黄豆,注入适量清水,洗净。
2. 把洗好的食材倒入滤网,沥干水分,倒入豆浆机中,注入适量清水,至水位线即可。
3. 盖上豆浆机机头,选择"五谷"程序,再选择"开始"键,打浆20分钟,即成豆浆。
4. 将豆浆机断电,取下机头,倒入滤网,滤取豆浆即可。

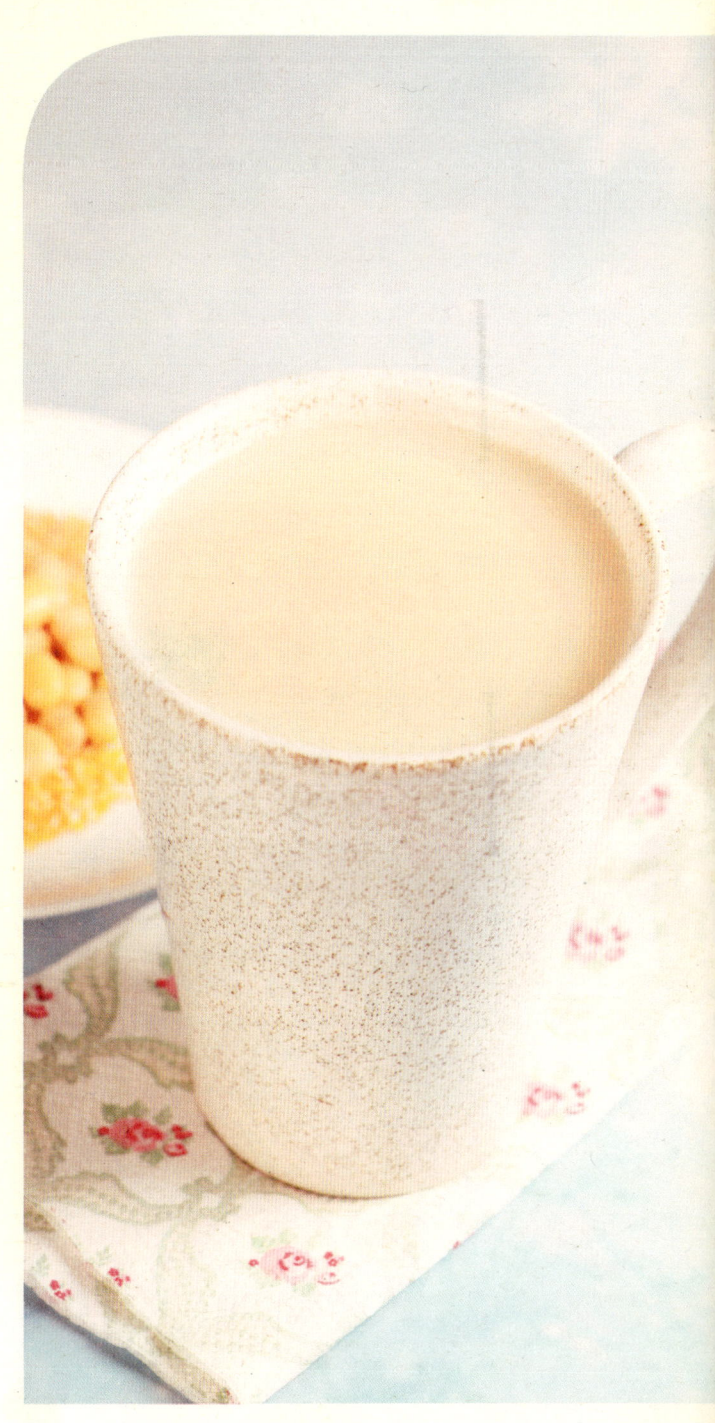

降低血糖·玉米须决明菊花茶

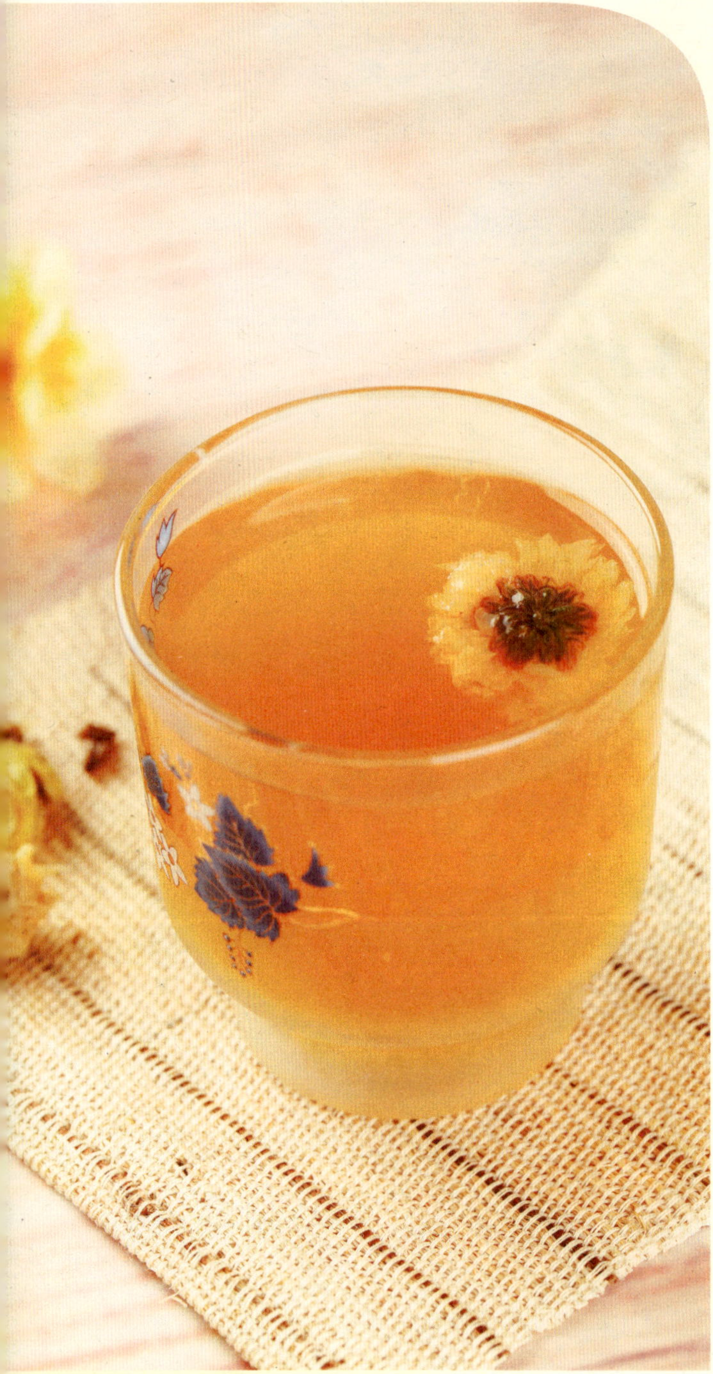

【原料】

玉米须……………10克
决明子……………10克
菊花………………5克

【做法】

1. 砂锅中注入适量清水,用大火烧开,放入洗净的玉米须,拌匀。
2. 倒入备好的决明子,加入洗净的菊花,搅拌匀。
3. 盖上盖,煮沸后用小火煮10分钟左右,至食材释放出有效成分。
4. 揭盖,用大火略煮一会儿。
5. 关火后盛出煮好的菊花茶,滤取茶汁,装入玻璃杯中即可食用。